U0003385

天然香氛生活全書

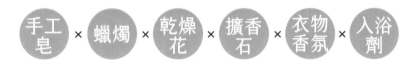

手工皂 × 蠟燭 × 乾燥花 × 擴香石 × 衣物香氛 × 入浴劑

一次學會46款超實用質感好物，享受自己調製的迷人香氣

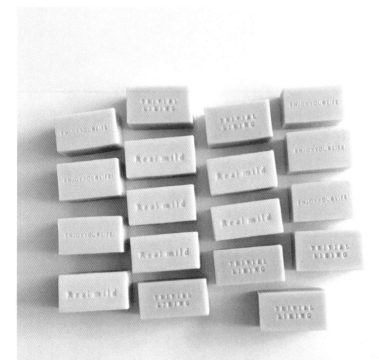

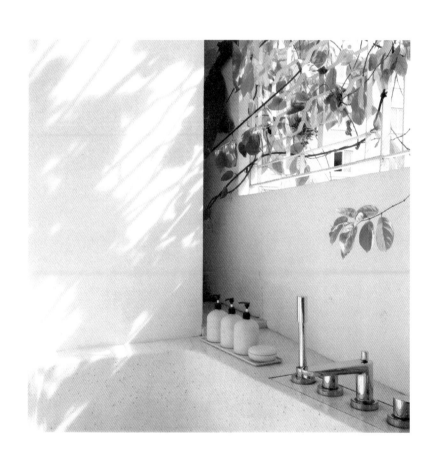

前言

我們總是在繁忙的日常中，選擇了快速而簡單的事物。不過巴掌大的手機裡，儲存了滿滿的照片用來記錄生活，每一天都在不斷地追逐大眾流行和時下話題。然而，或許就在某天，我們的身心會突然對於這些大量的外界刺激感到厭倦，有時候會想要找點不同的東西來療癒自己。此時，利用手作的溫度，來為這些生活上得不到喘息的人們送上小確幸，正是我的目標。

在偶然的機緣裡，接觸到了天然手作品，雖然一開始感覺很不習慣，但它們卻在一點一滴中，無意間豐富了我的生活。利用自製的肥皂洗臉，我所調配的香氣，飄散在空間中，讓每一處都充滿著香氛。最一開始，我純粹是為了帶給自己和家人安心又健康的生活，而開始動手做香氛製品，現在也慢慢地延伸到了製作天然成分保養品、生活用品等等，幾乎是生活中全數會用到的產品，然後，這又進一步變成了我的職業。今年很特別地，身邊迎來了一個天使般的孩子。照顧孩子的日常中，發現要找到值得信任的產品，比想像中還有難度，因此我讓孩子也一起跟著使用天然手作製品。畢竟材料和製作程序都由自己親自監督確認，這正是手工的一大優點。而且，能讓自己珍惜的人們安心無慮地使用自己製作的東西，也是一件非常有成就感的事。

為了帶大家一同感受我那豐富而多彩、香氛環繞的平凡日常，我決定鼓起勇氣寫下這本手作書。內容要如何下筆、如何傳達，著實讓我苦惱很久，只希望讀者們看完本書後，能夠心生

動手嘗試的念頭。思量許久後，決定由簡單到複雜的順序編排，材料也都盡量選擇手邊能夠取得，同時以真正實用的生活用品小物為主。另外，為了讓首次動手做的讀者們，能夠簡單跟著學，也盡量簡潔地說明。書最後順利完成了，但對於無法提供給大家更多更多的資訊，仍覺得有些許遺憾。

手作這件事，雖然會有點麻煩，又是門依靠巧手的辛苦差事，搞不好在備材料、學著如何製作的過程中，就會開始覺得累、不想做。但相信我，手作的魅力會讓前面這些辛苦值回票價！一起來感受親手做東西的樂趣吧，它會讓你一點一滴地從中感受到變化的。開始總是會比較難，然而像這樣在學習中挑戰，進一步獲得樂趣的事物，總是可以讓日復一日的生活，獲得喘息的空間。建議大家一定要試著讓看似沒什麼，其實卻很重要的「嗜好樂趣」，都能夠完完整整表達出來。希望這本書不要變成只看了一次，便被丟在角落的多餘書籍，而是成為能夠放在手邊，時常翻閱的實用書籍。

最後，在此感謝身為摯友的丈夫、親愛的女兒、我愛的父母及家人們，出版前幫助我完成這本書的所有人，以及在我這小小嗜好上，不斷給予鼓勵和支持的大家。

李洲滎

目次

⌄

春日的香氛小物
The taste of spring

夏日的香氛小物
The taste of summer

秋日的香氛小物
The taste of autumn

冬日的香氛小物

The taste of winter

其餘的「小小興趣」香氛小物
The other trivial liking

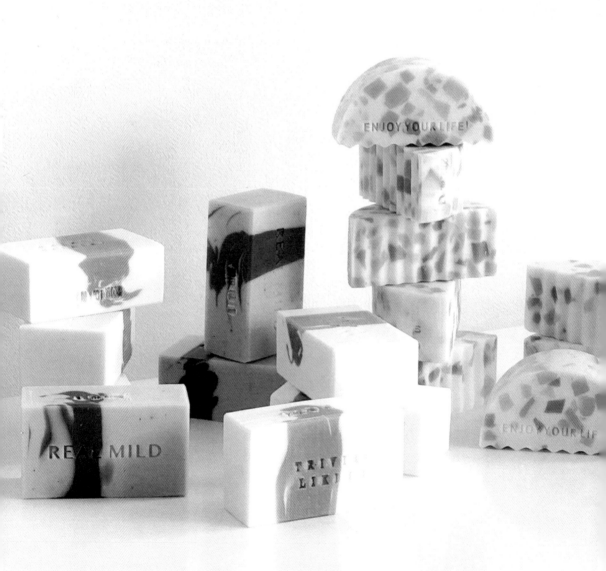

純天然製作的手工皂

1.親手製作的手工皂

親手製作

市面上販賣的當然也有不少優良產品，但很容易讓人選擇困難，有時也會擔心是否添加了什麼化學添加物。近年來，對於保養品中是否添加化學或有害成分的關心度逐漸提升，越來越多消費者希望能夠選擇對全家人來說，都可以放心使用，或是適合自己體質的產品。

而手工皂和一般合成清潔產品不同，成分都挑選自天然材料，過程由自己親手製造，同時還能夠針對自己狀況做成分的搭配，減少對肌膚的刺激。另外，對於那些喜好手作溫度、重視個人風格的DIY愛好者們而言，製作手工皂也是一種生活上的小樂趣。

原料天然

已經流行好一陣子的天然皂，跟市售的一般肥皂究竟有何不同呢？最大的差別，便是「原料」的部分。手工皂使用的是萃取自天然植物的油脂當基底油，植物性油脂本身便富含大量養分以及天然的甘油，一般而言，手工皂單純利用油、鹼性物質和水反應製作而成，根據不同需求，再添加其餘天然物質或是精油等。由於不含任何人工硬化劑、防腐劑等化學物質，因此對比市售的洗潔劑，對肌膚刺激較小，保濕力也較高。

針對個人膚質專屬設計

要自己動手做確實是會有點麻煩，但親手做手工皂這件事最大的優點，便是能夠針對各人不同膚質如乾性、油性、痘痘肌、敏感肌等，以及年齡、性別，甚至手工皂本身的功用等來選擇材料，以製作出最適合的肥皂。製皂時，能夠自己盡情地挑選各種不一樣的成分，也是過程中的一種樂趣。當製作基本肥皂的技巧上手了之後，便可以開始試著挑選適合自己膚況的基底油、天然材料、精油等等，做出最適合自己的手工皂了！

2.製作手工皂的必備工具

加熱工具

加熱板或電磁爐等是用來加熱皂基，或讓油脂加熱、熔化至適當溫度的工具。通常會選擇加熱板作為主要加熱工具，無論挑選一口爐或二口爐使用都可以。根據用量跟用途不同，請各別準備。

量杯

必須備好各種不同材質的量杯，例如不鏽鋼量杯主要是用來加熱皂基、量測油脂重量，或是攪拌鹼液時使用；而塑膠製量杯，則是用來分裝不同分量或不同顏色之皂液；測量少量的精油或是天然添加物時，則盛裝於玻璃材質量杯內測量重量。

秤

用來測量油脂、添加物等材料的重量。選擇至多可測量至5kg重量的秤，是最為方便合適的。而比起一般指針式的秤，電子秤的數字更為精準，比較合適。

溫度計

量測油脂、鹼液溫度時使用的工具，建議可選擇長度長的溫度計使用，較為方便。

刮刀

幫助舀取材料，或是攪拌時使用。主要選擇矽膠刮刀，或是以小藥匙取代。

手持攪拌棒

將油脂與鹼液混合時使用，建議選擇可調節強弱（強弱和多段式開關）和攪拌速度的機器。

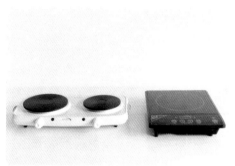

加熱工具

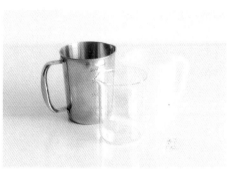

量杯

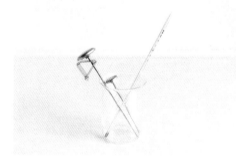

溫度計

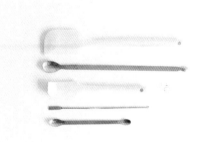

刮刀

模具

將皂液倒入後，待其凝固，便可取出不同模樣的容器。有單一、多格狀、500g、1kg、3kg、矽膠製、塑膠製等等，各式各樣不同材質、大小、樣式的模具，無論是MP皂或是CP皂，都可拿來使用。若手邊沒有模具，利用牛奶盒、優格罐，甚至是紙杯，都可以作為取代。

製作裝飾工具

擠花袋、擠花嘴、湯匙、叉子等等，各種可以用來裝飾手工皂表面，甚至做出不同樣式設計的工具。

手套、圍裙

為防止鹼液或是皂液直接碰觸到肌膚的裝備。如果能在製作鹼液時，另外加上袖套、口罩、護目鏡等裝備更加安全。

pH酸鹼試紙

用來測定手工皂完成品的酸鹼值（pH值）。將完成後的手工皂，刮取少許或裁切小塊，加水令表面起泡沫，或是製成肥皂水後，沾取於試紙上，便可量測出酸鹼值。一般而言，酸鹼值落在pH7～8最為恰當。

切皂器（或是切皂刀）

裁切皂基，或是裁切製作完成的手工皂。

保溫箱（或是電子保溫箱）、毛巾

製作CP皂時，需要保溫步驟，因此可利用保麗龍箱或是電子保溫箱完成。以保麗龍箱保溫時，可蓋上毯子或毛巾幫助溫度調節，電子保溫箱則可免除毛巾這項工具。

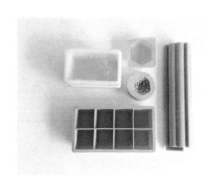

模具

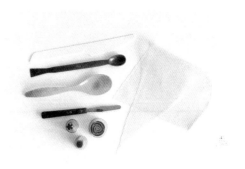

製作裝飾工具

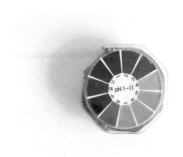

pH酸鹼試紙

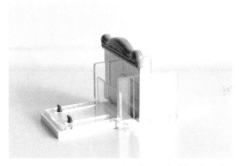

切皂器（或切皂刀）

基底油種類與皂化值

基底油與皂化作用

天然手工皂的主要原料，便是基底油，通常選擇植物性油脂做使用。讓1g重的油脂引發皂化作用所需的氫氧化鈉用量，則稱為皂化值，這個數值會根據基底油種類的不同，而有所差異。飽和脂肪酸含量高的基底油，皂化作用較迅速，trace狀態的變化也較快，換句話說，比較能夠快速變濃稠。因此，可與難誘發皂化作用的基底油一同使用，如此一來，便可讓皂液穩定地進入到trace狀態。反之，不飽和脂肪酸含量高，難以進入皂化作用的基底油，建議可與椰子油、棕櫚油等飽和脂肪酸含量高的油脂調配使用。

(Tip) 針對「trace狀態」的說明，可參考29頁。

油脂	皂化值	特徵
椰子油	0.19	製作天然手工皂時，最常被拿來使用的植物性油脂。由於飽和脂肪酸含量高，因此可幫助難以進行皂化作用的油脂，穩定地進入trace狀態。同時，製作出來的肥皂硬度較高，起泡力也高。此外，由於月桂酸含量高，因此可提供乾性肌膚保濕度，有效預防肌膚老化。常溫下為固體，高溫下則會熔化為液體。
棕櫚油	0.141	由熱帶植物－油棕的果肉中萃取而出，和椰子油一樣，都是天然手工皂常見的原料之一。也可促進皂化作用進行，製作出的皂體硬度較高，洗淨時的泡沫細緻。在常溫下為固體，高溫下則熔化為液體。

油脂	皂化值	特徵
橄欖油	0.134	從橄欖的果實中萃取而出，根據精製和壓榨的程度不同，可分為初榨冷壓橄欖油、純橄欖油，和精緻橄欖油三種等級。由於富含油酸，因此保濕效果卓越，使肌膚本身的再生能力提高，形成肌膚保護膜，幫助水分不易流失。另外，由於內含抗菌成分，因此可鎮靜痘痘肌、問題肌，對傷口治療也有效果。三種等級的橄欖油皆可用來製作天然手工皂，以橄欖油為原料製作的手工皂，可讓肌膚柔嫩保水。
蓖麻油	0.1286	由蓖麻種子壓榨提煉而成的油，富含脂肪酸，對於乾燥老化的肌膚，以及免疫保護力較弱的肌膚，可幫助改善問題。由於透明度高，因此可用熱製法製作出透明皂，黏稠度也高，容易進入trace狀態。製作出的手工皂，泡沫可長久維持，因此可與其它基底油搭配，以得到較高的泡沫持久度。
葵花籽油	0.134	從向日葵的種子中萃取而出，由於可調理油水平衡，具肌膚鎮靜與抗老化功效，適合油性肌、痘痘肌和老化肌膚使用。含次亞麻油酸、必需脂肪酸、維他命A、維他命E，常見添加於痘痘肌產品中，或是用來當香草浸泡油（infused oil）的基底。油本身的質地容易被肌膚吸收，使用起來清爽不黏膩，添加於肥皂中可提升保濕度。
杏子油	0.135	易被肌膚吸收，質地清爽，適合各種膚質。常用於臉部按摩或是精油按摩中，也常當作卸妝油使用。特別適合敏感肌或老化肌膚，同時可緩和因濕疹引起的瘙癢或發炎。富含維他命A和多種礦物質，也可有效改善黑斑、雀斑等暗沉斑點。若要製作清潔敏感肌的手工皂，建議可添加本油脂於其中。
甜杏仁油	0.136	富含維他命A、B1、B2、E等等，適合所有膚質使用。可滋養肌膚、緩和發炎症狀，對於敏感性膚質有卓越的功效，因此常作為精油芳療的基底油、身體按摩油，或是用在眼睛、脖子等較敏感部位肌膚的按摩油。具有高保濕力，又容易被肌膚吸收，適合用來清潔乾性或敏感性肌膚。

油脂	皂化值	特徵
葡萄籽油	0.1265	輕爽不黏膩，肌膚容易吸收，不會有過重的油感，是油性肌膚也很適合使用的基底油。含有大量可抗氧化的維他命E，以及必需脂肪酸中的次亞麻油酸，對於預防老化有很好的功效。另外，成分中的多酚可抑制黑色素生成，讓肌膚光澤透亮。
月見草籽油	0.136	成分中含有大量γ-次亞麻油酸（Omega-6脂肪酸），可緩和瘙癢感、濕疹、傷口等肌膚問題，有鎮靜肌膚之功效，也具保濕力，並可整頓肌膚問題，給予肌膚保護力。特別適合乾燥敏感肌使用，被稱為是過敏肌膚專用油。
山茶花油	0.1362	成分中含有大量油酸，具舒緩乾性肌膚、管理油性頭皮功效。有高吸收力和高肌膚親和力的特性，並可抗氧化，改善皺紋等。製作過敏或乾性肌用皂時，建議可添加入內。
酪梨油	0.133	被稱為森林中的奶油，具有高營養價值，是脂肪含量高的優質油脂。富含維他命、礦物質和蛋白質，適合敏感肌、老化肌、乾燥肌使用。添加至手工皂中，可提高保濕力和滋潤度。
米糠油	0.128	由米糠中萃取而出，含抗氧化的維他命E和必需脂肪酸，能有效預防老化，具高保濕度。同時富含礦物質，可鎮靜肌膚。肌膚的吸收力較佳，不油膩，因此添加至手工皂中，使用時較溫和，也可提高清潔力。
乳油木果油	0.128	由非洲特有的乳油木（Shea）種子中，萃取而出的植物性油脂，少許的量便有超高的保濕功效，適合乾燥疲憊的肌膚使用。添加入手工皂後，可提高保濕力，並使生成的泡沫變得細緻。
芥花油	0.124	萃取自芥花籽中，又稱為菜籽油。與肌膚有高貼合度以及高保濕力，可製作出溫和柔軟的皂體。唯獨由於飽和脂肪酸含量非常低，因此進入皂化作用的反應時間很慢。

油脂	皂化值	特徵
夏威夷果仁油	0.139	由澳洲堅果樹所產出的堅果中萃取,含有大量保護肌膚的皮脂成分,因此對於乾燥肌膚有著卓越的保濕功效。另外,還可促進肌膚再生,可滋養老化的肌膚,並防止皺紋生成。質感輕盈不油膩,常被作為保濕用品使用。
綠茶籽油	0.137	綠茶籽油不光是具有豐富的營養價值,比起其他油脂,不飽和脂肪酸的比例特別高。成分中的維他命A、B、C還有次亞麻油酸,可鎮靜肌膚,緩和痘痘症狀,以及抑制黑色素的沉澱。建議可作為肌膚保養品,或是製作痘痘肌清潔用手工皂。

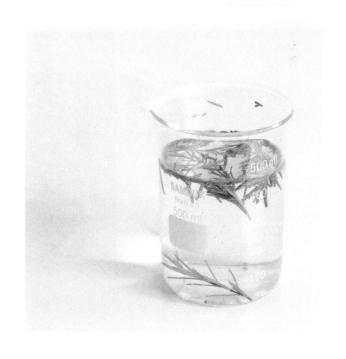

添加物的種類和建議用量

天然香草

浸泡於基底油或是過濾水中，以萃取出香草中的營養成分，或是直接加入手工皂中，甚至也可以單純地裝飾於皂體表面。

(Tip) 可參考82頁關於各式香草的介紹內容。

天然粉末

由動植物或是礦石中生成的天然粉末，具藥理療效，甚至可直接食用。用來當作中藥材或是作為面膜的粉末，根據膚質不同，添加至手工皂中或多或少可以增添一點保養功效。但無論是多高級與優質的天然粉末，若是添加太多，反而有可能降低肥皂的洗淨力和使用質感。因此建議製皂時的粉末添加量，最多只能取皂體總重1%左右的量。

膚質	推薦的粉末
乾性、敏感性	昆布粉、陳皮粉、可可粉、綠藻粉、南瓜粉、爐甘石、礦泥等
過敏	爐甘石、陳皮粉、洋甘菊粉、紅椒粉、金盞花粉等
痘痘肌、油性	綠茶粉、栗子皮粉、木炭粉、綠礦泥、魚腥草粉、青黛粉、綠豆粉等
去角質、老舊廢物	穀物雜糧粉、綠藻粉、甘草粉、木炭粉、海藻粉等
斑點	杏桃核仁粉、珍珠粉、綠花椰菜粉、紅椒粉等

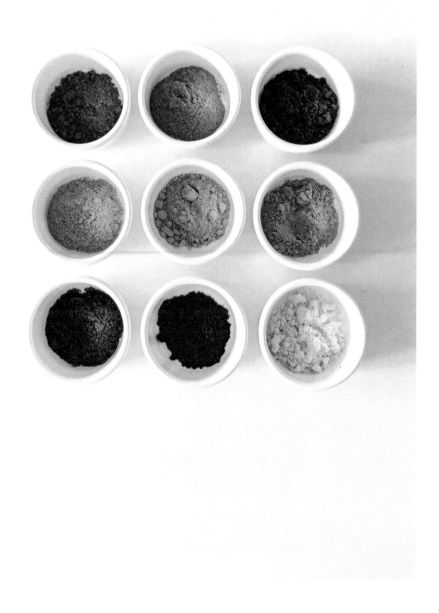

色素

帶有顏色的天然粉末

利用天然粉末作染色色素，除了能夠讓製作出的皂體色澤表現自然外，比起煤焦色素等人工合成色素，對人體較為無害，讓人更可以放心使用。例如黃色可以使用栀子、南瓜來染色，而綠色則可利用菠菜或綠茶等，眾多食品都可拿來作為染色色素。只是當這些天然色素用來添加至手工皂中時，可能會因為光照、熱能、酸鹼反應等，導致褪色或是變色。因此除了某些較為特殊的天然粉末外，要製作出顏色鮮豔而飽和的手工皂，是比較困難的。除非當製作手工皂的目的，是為了要求使用上的安心感而非外觀的設計時，便可添加天然粉末來染色。

雖說製皂時，也可直覺式地將粉末直接添加至完成的皂液中，但如果要讓粉末能夠完全溶解，成品中不會有多餘的粉末顆粒，建議若是製作MP皂，可加至甘油中事先溶解，而製作CP皂時，則建議先添加於少許的基底油中溶解，再加入皂液中調勻。

・建議添加比例－粉末1：甘油或是基底油1～2

顏色	天然粉末
黃色系	栀子黃、陳皮、南瓜、黃礦泥
藍色系	栀子藍、青黛
紅色系	草莓、番茄、紅礦泥、紅椒
綠色系	綠藻、綠茶、綠礦泥、菠菜
棕色系	甘草、可可、栗子皮
粉色系	仙人掌、粉紅礦泥

化妝品用色素

氧化物或雲母粉等生產自礦石的原料，只要少量便可得到鮮豔的顯色效果，因此常添加於化妝品中。就算歷經光照、加熱或是酸鹼反應，都不容易褪色或是變色，因此只要在製造MP皂時，利用少量甘油事先調勻，或是製造CP皂時用少量基底油調勻後，再加入皂液中，便可避免粉末溶解不完全的情況出現。

· 建議添加比例－粉末1：甘油或是基底油1～2

人工色素

用來添加至食品、醫藥品、化妝品或是塗料等，染成單一固定顏色的化學合成色素。比起天然粉末，價格較為低廉，發色鮮豔而持久。例如煤焦色素，以前常見添加於布料纖維、化妝品、食品當中，但現今考量到安全因素，除了化妝品外，其他方面則禁止使用。其他用於飲料、糖果、果醬中，讓視覺上顏色更鮮豔的食用色素，也可用來添加至手工皂中，因此建議多用此類人體攝取後也無害的材料來製作手工皂。

香料

最具代表性的原料，便是天然精油以及香精，讓手工皂能散發香氣。精油通常是由具有香味植物的花瓣、根、莖、葉等部位萃取而出的植物性油脂，而香精則是由人工合成的各種調和香氛精油。

若要挑選香精使用，必須選擇可添加至手工皂或是保養品中的等級。添加分量，須取手工皂總量的1～2%左右，例如製作1kg的手工皂，可添加10～20g左右的精油，大家可依照自己喜好，在此分量範圍內做調整。

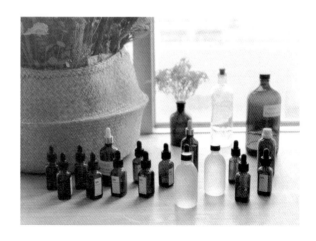

3. 手工皂的種類與基本製作步驟

手工皂根據製作或加工的步驟方法不同，可分成多種種類。本書中大致分成MP皂（melt & pour soap，熔化再製皂，又稱熱製皂），以及CP皂（cold process soap，冷製皂）兩種。

MP皂
melt & pour 熔化再製

MP皂，為表示「熔化」的melt，以及代表「傾倒」pour的縮寫。製作方法為加熱市面上販賣的皂基（soap base），將其熔化後，再根據自己喜好加入添加物（天然粉末、香料、色素、保濕劑等等），最後倒入模具待其凝固，即可簡單製作完成。直接拿現成的皂基熔化後製作，對初學者來說是很好上手的方式，同時製作時間也算短，加上當熔化的皂基慢慢冷卻凝固後，即可從模具中取出立即使用，非常方便。能夠設計成各種樣式，也是MP皂的魅力之一。

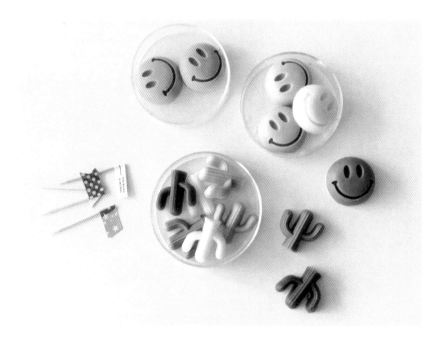

基本製作步驟

1. 利用切皂器或刀具，將皂基裁切成適當大小。

2. 將皂基裝入不鏽鋼量杯中，放在電磁爐上，以小火慢慢加熱至熔化。

3. 當皂基完全熔化後，依據喜好將添加物加入其中。

4. 倒入模具中。

5. 當完全冷卻凝固後，即可將其從模具中取出使用。

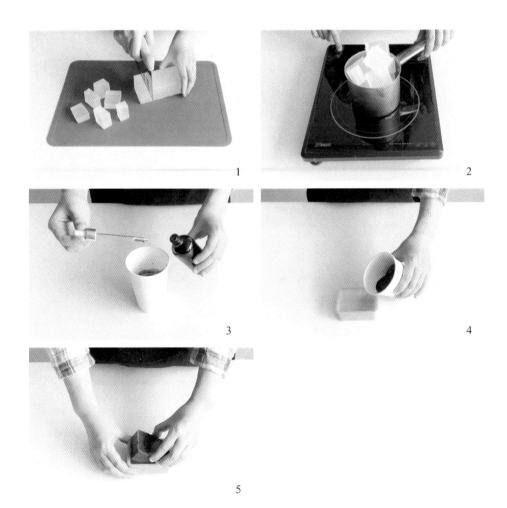

MP皂的基本材料 ── 皂基

用來製作MP皂的皂基，主要是由椰子油、棕櫚油等植物性油脂中，萃取而出的各種脂肪酸，與植物性甘油、氫氧化鈉（NaOH）製作而成，偶爾還會加入一些不同功用的添加物於其中。最常使用的是透明或是白色皂基，但市面上也有販賣各種已調好顏色的皂基，或是不同功能的皂基。皂基本身就具有洗淨力，但沒有任何香氣。建議選擇未添加會對肌膚造成刺激的三乙醇胺（TEA）皂基購買。

若以高溫或是爐火直接加熱，可能會讓皂基過於沸騰，甚至燒焦，導致顏色產生變化，因此必須以小火低溫慢慢熔解。一般而言，會將皂基放到電磁爐上（或是加熱板），開啟第一段或第二段的小火慢慢加熱，若不得已必須用爐火加熱時，須用小火隔水加熱的方式作業。

CP皂

cold process 低溫冷製法

CP皂最主要的原料為植物性油脂。以加水稀釋的鹼液（NaOH＋H2O），加入40～50度的中高溫油脂中攪拌，不特別額外加熱，單純以油脂本身的溫度來製作的手法，即為CP皂。

當開始進入皂化作用後，開始攪拌皂液至液體開始產生濃稠度，便可加入添加物，而後倒進模具中，經過24～48小時左右的保溫過程，讓皂化作用持續進行。CP皂與MP皂的差異，在於前者從最一開始的植物性油脂原料，到最終手工皂完成的所有步驟，都是手工作業進行。因此相較於MP皂來說，CP皂的製作過程較繁瑣複雜，但此手法可以保存最完整的植物性甘油，可以說是屬於手工皂製法中最基本也最傳統的方式。另外，CP皂最大的優點，為所有成分都可以根據不同膚質特製搭配，調和出各種不同的製皂配方。

本書中，將會列出各種從簡單到進階應用的不同製法，在各章節中，列出難易度給讀者參考。從初學者也能跟著輕易上手的簡單方法，到應用各種技法製作而成的手工皂配方，讀者都可以一邊跟著介紹慢慢學習。

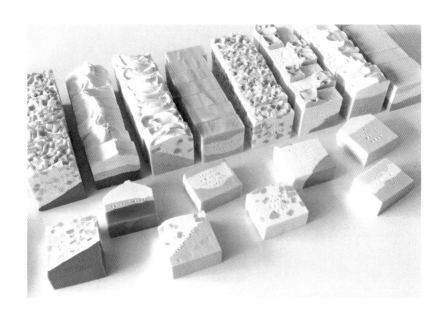

基本材料

植物性油脂

基底油（又稱為基礎油）是製作CP皂時，最主要的原料之一，大多選擇使用植物性油脂。隨著每種油品的飽和與不飽和脂肪酸百分比不同、內含營養成分不同，加上油品混合時的調配比例不同，給予肌膚的保養機能，甚至是手工皂的使用感，也都會有所不同。

水

手工皂使用的水，是將水中的離子、微粒子、微生物、有機物質等常見雜質去除後，所淨化出的純水。由於無色無味的特性，也常用來調製藥品、試劑。若使用含雜質的水來製作手工皂，可能會影響皂體完成後的保存，容易氧化變質，甚至有可能在加入鹼劑行皂化作用時，生成一些非預期內的物質，因此建議盡量使用純水。

氫氧化鈉

也被稱作鹼（NaOH），由於具強鹼性，使用時務必小心注意，盡量穿著長袖或戴上袖套、手套等，避免直接碰觸肌膚。倘若真的不小心接觸到皮膚，請立即用乾淨的水做沖洗。

選擇純度高的氫氧化鈉使用。氫氧化鈉若長時間暴露於空氣中，會吸收空氣中的水分而潮解，因此必須保管於密封容器中。製作手工皂時，要先將氫氧化鈉加入純水中溶解，製成鹼液後再行使用。此步驟會產生大量熱能，因此務必在通風處作業較安全。另外，調製溶液時，建議盛裝於不鏽鋼量杯中，免除破裂的疑慮。

製作CP皂時，需要知道的知識

攪拌

意指將兩種以上，不同物理性質或是不同化學性質的物質，混合平均的動作。

皂化作用

製皂時的過程之一。一般而言，指在鹼性環境下，酯被水解的反應。有機化學中，被稱為有機物的水解反應，不過脂肪酸和鹼性物質行的化學反應，便叫做皂化作用。

皂化值

讓1g的油品進行皂化反應，所需的氫氧化鈉量，便是皂化值。每種油品的皂化值皆不相同。將油品的使用量，乘上該油品皂化值，便可得出所需的氫氧化鈉用量。在使用兩種以上油品的情況下，把各種油品的皂化值，乘上用量後再相加即可。

舉例來說，1g椰子油行皂化反應，需要0.19g的氫氧化鈉，因此可推得要用100g的椰子油來製作手工皂，便需要19g的氫氧化鈉。（100g x 0.19g＝19g）

Tip 基底油的種類與皂化值，可參考16頁內容。

Trace

製作手工皂時，將基底油與鹼液（NaOH＋H2O，氫氧化鈉＋水）混合後，使用電動攪拌器或是人工攪拌器繼續攪拌一段時間，便會開始產生粘性變稠，此狀態稱為trace。利用刮刀刮起少許皂液後，根據濃稠度不同，滴落在皂液表面的痕跡狀態也會有所差異。

保溫

在液體狀態的皂液變化至固體皂的過程中，為了讓皂化反應能夠持續並且穩定進行，將周遭條件（環境）設置在適當狀態的步驟。當皂液倒入模具後，必須經過24～48小時的保溫步驟，此時可利用毛巾或是毯子覆蓋在模具上，或是直接放進保溫箱中保溫。倘若欲利用保溫箱保溫，需將溫度設置在30～35度左右。

風乾（晾皂）

當保溫步驟完成後，將皂體裁切至適當尺寸，必須再行風乾，通常要靜置4～6週的時間。不建議放在高溫潮濕的環境中風乾，較適合放置在春秋季節涼爽的氣溫下，同時陽光照射不到的環境中。風乾環境條件，會影響到手工皂成品的品質，請務必注意。

減鹼

也就是以一般皂化值得出的氫氧化鈉用量，再行減量的動作。將鹼性物質的分量減少，是為了得出純度更高皂體的手法之一，減鹼的比例可控制在5～10%之間。例如，正常使用的氫氧化鈉分量為100g，若選擇減鹼5%，則改成使用95g的氫氧化鈉。但必須注意的是，如果減鹼的量超過建議值，皂化作用可能會被影響。

超脂

製作手工皂時，額外加入不行皂化作用油品的手法。減鹼是將鹼性物質用量減少，而超脂便是將油品用量增加的方法。建議增加比例在3～10%中間，若超過此用量，可能會影響皂化作用結果，甚至導致成品氧化變質，請務必小心。

基本製作步驟

以下為製作CP皂的基本步驟過程。鹼液的調配、攪拌皂液、製作皂體、保溫、trace狀態等步驟,都將按照順序一一說明。製作設計繁複的手工皂前,最好先熟悉基本製皂步驟。

step 1.事前準備

1. 以棕櫚油、椰子油為主,根據膚質選擇4～6種基底油調配製作配方。

   Tip 要製作出500g的CP皂,需使用300～350g的油;而製作1kg的CP皂,則需要700～750g的油脂。

2. 根據製皂配方,計算出所需的氫氧化鈉量以及水量。

   Tip 將正常所需的氫氧化鈉用量,做5～10%的減鹼,而水量則取油脂的總重量30～40%。

3. 決定好手工皂的設計樣式。

4. 準備好製作手工皂時需要的材料以及工具。

5. 將棕櫚油、椰子油等,在室溫中保持固體形態的油品事先熔化成液體。另外,備妥添加物(色素、精油等等)的用量。

製作1kg CP皂的範例配方

	油品X 皂化值	氫氧化鈉分量
椰子油	200g x 0.19	38g
棕櫚油	200g x 0.141	28.2g
橄欖油	150g x 0.134	20.1g
杏仁油	150g x 0.134	20.1g
葡萄籽油	50g x 0.1265	6.32g

總油脂用量:750g
氫氧化鈉用量:112.72g(減鹼5%:107g)
水量(35%):263g

step 2.調製鹼液（NaOH＋H2O）

1. 將水倒入不鏽鋼量杯中量測所需水量。
   Tip 所需水量取油脂總重量的30～40%左右。

2. 用小一點的量杯，量測氫氧化鈉用量。

3. 將氫氧化鈉倒入步驟1中盛裝水的量杯中。
   Tip 調製鹼液時，一定是將氫氧化鈉加入水中調配，勿將順序顛倒變成水加入氫氧化鈉中。另外，由於調製時會產生大量熱能，因此務必使用不會破碎的容器，並在通風的環境下執行本動作。

4. 充分攪拌，讓氫氧化鈉完全溶解，並保持鹼液溫度在40～50度左右。

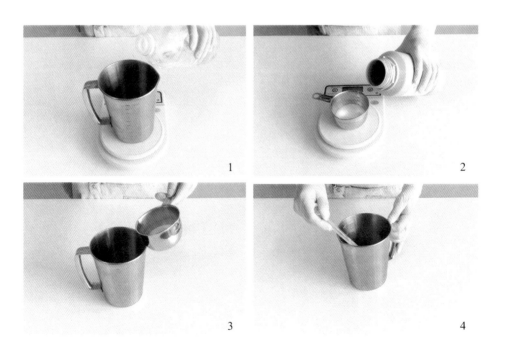

1

2

3

4

1. 將基底油與鹼液溫度維持在40～50度左右。

   Tip 量測油品分量時，務必將電子秤正確歸零後再行測量。若椰子油或棕櫚油呈現固體狀態，必須先以電磁爐或是置於熱水中隔水加熱，使其熔化。

2. 將鹼液慢慢地倒入溫度在40～50度之間的基底油中，倒入的同時均勻攪拌。

3. 接著利用刮刀或是手持攪拌器不斷攪拌至trace狀態。

4. 確認完trace狀態的階段後，加入添加物（天然粉末、精油、色素、富有額外功效的添加物等等），再次攪拌均勻至完全混合。

5. 將攪拌好的皂液倒入模具中。

6. 蓋上模具的蓋子進入保溫步驟。

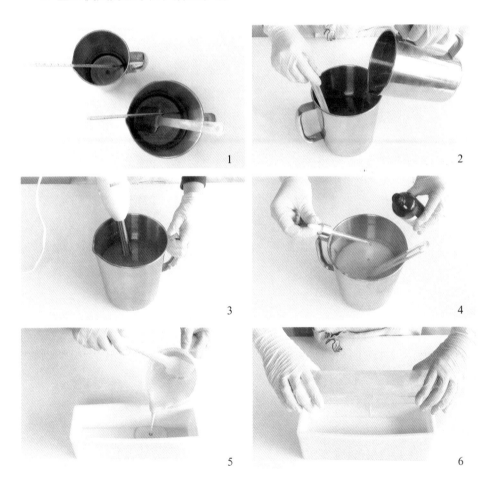

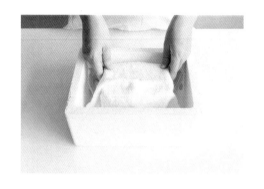

放入保麗龍箱中保溫

利用毛巾或毯子覆蓋在模具上，接著放到保麗龍箱中進行保溫。

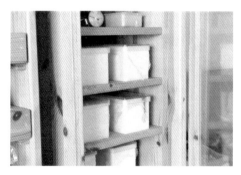

放入保溫箱中保溫

利用保溫箱保溫，便可讓環境維持在一定溫度下，建議可將保溫溫度設置在30度。

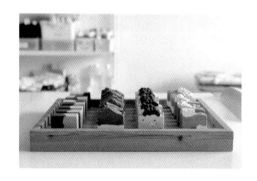

風乾

經過24～48小時保溫步驟的手工皂，將其從模具中取出，裁切至適當大小，放置在陰涼且不被陽光直射之處風乾。如果手邊沒有專用的手工皂風乾箱，也可找出通風良好的籃子使用。

以冷製法作出不同款式的手工皂時,根據皂液的濃稠狀態不同,可以製作出的設計花樣也會有所不同。利用刮刀,舀取些許皂液,將其自離皂液表面5cm左右的高度滴落,滴在皂液表面所呈現的紋路質感,便稱為trace狀態。從類似米湯偏湯湯水水的初期狀態,一直攪拌下去,會慢慢進入到濃稠似美乃滋的狀態,甚至trace狀態可以進一步達到類似乳霜狀的黏稠度。根據欲製作的設計樣式不同,需要確認調整所需的trace狀態。

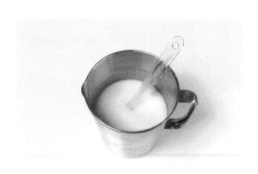

第一階段

皂液幾乎不帶任何黏稠度。由高處滴落皂液時,在表面上只會留下淺淺的痕跡,並很快消失。

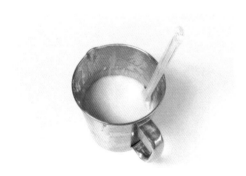

第二階段

皂液還是偏稀的狀態,滴落的皂液痕跡也仍是很淺,但若用刮刀在皂液表面上拉出線條,可以清楚地看到皂液表面的細線痕跡。製作裝飾用小皂塊,或是表面光滑、單色的手工皂時,建議維持在此階段。

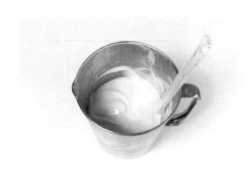

第三階段

表面殘留的皂液痕跡較明顯，皂液也具有一定稠度可做堆疊的狀態。因此可在皂液表層形成質地較軟的痕跡。

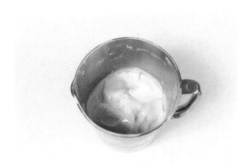

第四階段

刮刀取出的皂液，會整坨留在刮刀上，而不大會滴落。因此適合製作將皂液集中至某一邊的設計款式。

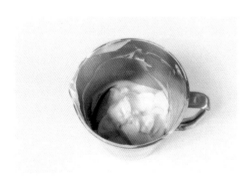

第五階段

皂液的質地已經開始變硬，此時容易塑造成各種形狀，也可以利用擠花嘴做出各種不同裝飾。

裝飾用皂塊或皂條（皂中皂）

可以利用如動植物、卡通角色等，各種不同造型的小模具做出裝飾用的皂塊。另外，也有為多格模具或是1kg大型模具等專門設計的皂中皂模具，無論是MP皂或是CP皂皆可利用。如果沒有專用的皂中皂或是花式小模具，也可以應用手邊各種趣味設計的冰塊模具或巧克力模具等生活工具取代。如同標題名字所示，這類的小皂塊或皂條就是用來點綴手工皂，讓整體設計更顯自我風格。

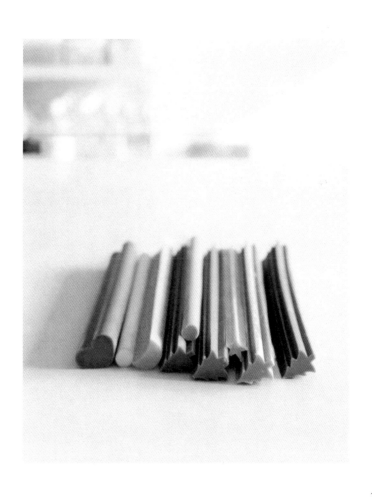

基本製作步驟

1. 準備好皂中皂專用模具。

   Tip 跟示意圖中準備的長形模具不同也沒有關係，可以拿單個或是多格的花式模具取代。

2. 為了讓製作過程中模具不會爆開，必須將兩邊牢牢固定。

   Tip 若使用非皂中皂模具，即可省略此步驟。

3. 小心地將皂液倒滿至模具中。

4. 從模具中取出皂條使用。

   Tip 若是利用MP皂的皂基製作，取出後可立刻使用；若是採CP皂的製作方式，則須經過24～48小時的保溫步驟後，再從模具中取出。

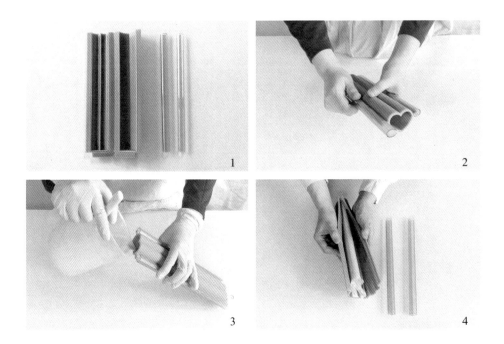

調製色素

使用天然粉末、氧化物、雲母粉等化妝品色素，便可讓皂液呈現所需顏色。可以等到要製作的當下再準備，若當次準備好的色素有剩餘的情況，可將其放到空瓶中保管以便下次使用。不過盡量讓每次的用量控制在1～2週內可以使用完畢較佳。跟著下列說明指示，利用各種添加物製成的色素泥，加入MP皂基或是CP皂液中，做出不同顏色的手工皂。

基本製作步驟

1. 以量杯測量出所需粉末分量。

2. 加入粉末量約1～2倍量的油（或是甘油）。

   Tip 要添加至MP皂中的色粉，請用甘油，而添加至CP皂的，則加入基底油，基底油可以隨意選擇。若色粉調配太稀時，將油（或是甘油）的分量減少，相反地，當色素泥太稠、拌不開時，可將油（或是甘油）的分量增加，依據使用方便與否調控濃度，但都須控制在粉末量的1～2倍範圍中。

3. 充分攪拌均勻至粉末完全溶解，沒有顆粒。

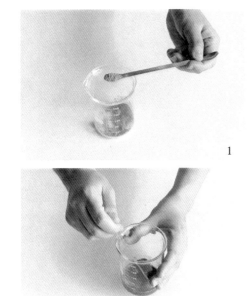

1

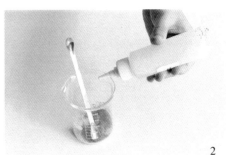

2

3

裁切手工皂

利用平台切皂器，可以裁切出多種不同大小的尺寸。將皂塊放至裁切台面上，移動擋板至前方固定後，移動滑軌即可裁切。通常這類的切皂器多用來裁切CP皂。如果用該工具裁切硬度過高的皂體時，裁切繩索可能會繃斷，請務必小心。除了平台式切皂器，另外還有上下縱切式，或是配備多條切割線，一次可裁切多塊等不同類型的切皂器。

壓克力切皂器的底部標有刻度，因此可以方便裁切出所需的厚度。將皂體放入壓克力框中，根據所需的厚度，對準相對應的刻度後，將切刀切入該裁切線中即可。除了壓克力製外，還有木製、塑膠製等材質。

如上面所介紹，市面上販賣有各式各樣的切皂器，大家可以根據自己所需挑選購買。如果手邊一時之間沒有專用的切皂器，也可以用隨手可得的水果刀搭配砧板裁切手工皂。

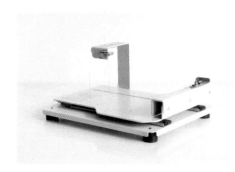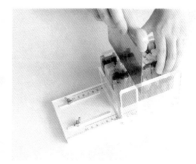

平台切皂器／壓克力切皂器

修整皂體邊緣

使用專門的修皂器（倒角刨刀、平面修整刨刀），可讓成品達到完美修邊效果。若手邊沒有此類專用的修皂器，也可以拿一般刀具或是削皮刀等進行修邊。如果剛裁切完就立刻進行修邊動作，可能刀子會沾上皂體中多餘的水分，將表面切得爛爛的、不平整。為了得到完美修邊效果，建議在裁切完後，風乾1～2週時間再進行修邊。

1. 將手工皂側面平行靠於修皂器上，往前推，每一個側面修整完後，上下兩面也依照辦理，將六面平面修整至平滑。

2. 接著將手工皂豎起，邊線靠在刨刀上，往前推，完成倒角。

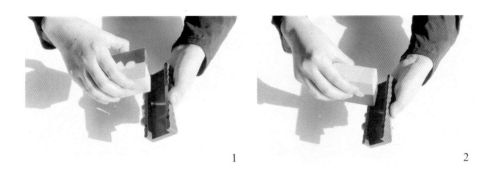

1   2

蓋上皂章

在完成的CP皂上，蓋上壓克力圖章，刻下文句或是圖案。這類的皂章在手工皂材料店，或是印章店都可以找到各式各樣的圖案花紋。無論是前面的修邊或是此蓋章步驟，雖然皆非必要的製作過程，不過都是讓手工皂成品能夠更加完美的加分動作。

1. 在選好的位置上，蓋下皂章，上下左右皆以相同壓力往下按壓。
   (Tip) 如果按壓太大力，可能會破壞皂體表面，請小心控制力氣。

2. 小心地確認是否有完美印蓋後，輕輕地提起皂章並移開。

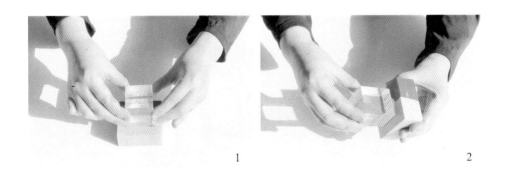

1   2

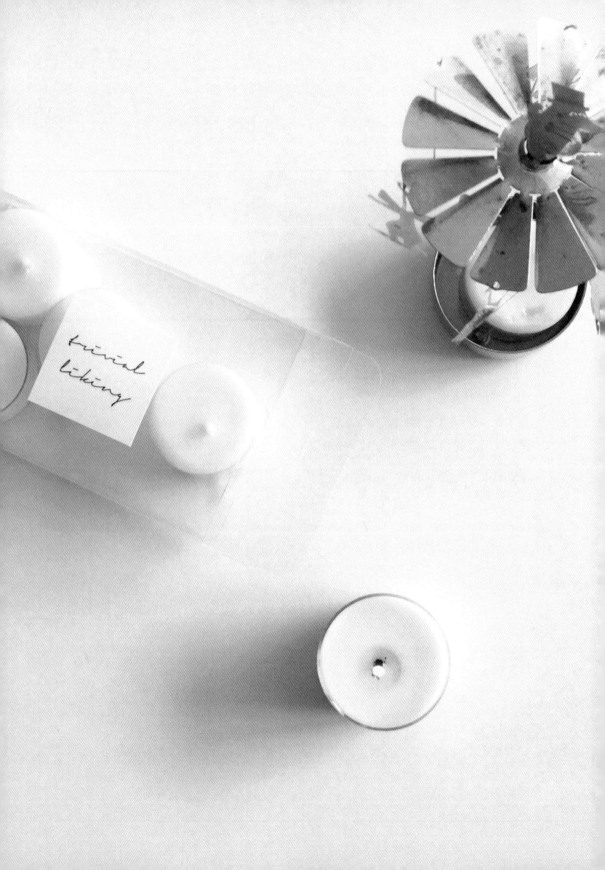

純天然製作的香氛蠟燭

1.傳遞溫暖氛圍的香氛蠟燭

香氛蠟燭療法

雖然不是生活必需品，但只要放在生活環境中，就能改變一整天的心情氛圍，這就是香氛蠟燭。香氛蠟燭在以前，總被認為是奢侈品或是什麼有特殊意義的小物，但漸漸的，它深入了我們的日常生活中，變成了隨處可見的平凡物品。優美高雅的外觀設計，增添了空間中的神秘感，而淡雅的香氣，則舒緩了一天的疲勞和壓力。只要點上香氛蠟燭，便能讓浮躁不定的心靜下來，香味飄散到整個空間中，帶來全然不同的氣氛。

無毒而安全的蠟燭，要如何動手製作呢？

蠟燭的原料可大致分成人工合成蠟以及天然蠟，其中又可細分成石蠟、大豆蠟、棕櫚蠟、果凍蠟、蜂蠟、椰子蠟等等；而人工合成蠟，則只有石蠟一種，為石油精煉的副產物。雖然同樣能讓香氣濃郁散發並持久，但具有燃燒過程中會產生致癌物質、懸浮微粒、有機化合物等問題。另一方面，天然蠟比起人工合成蠟來說價格稍高，散發香氣的能力在一開始也弱於石蠟，但連續燃燒一小時後，兩者的表現差異不大。如果你不喜歡人工合成蠟、人工香精，那麼建議可以試著動手製作以天然蠟、天然精油為材料的香氛蠟燭。

用天然蠟製作的蠟燭，真的能令人安心嗎？

就算是以天然蠟製作的蠟燭，經過長時間的燃燒使用，還是要讓空氣流通以便透氣，盡量不要在密閉空間中長時間燃燒蠟燭。另外，當熄滅蠟燭的火苗時，空氣中的懸浮微粒濃度會突然上升，因此建議利用滅燭罩等工具熄火。如果很在意蠟燭燃燒時產生的煙跟黑灰，也可以購買融蠟燈使用。

近年來，大眾對於無毒健康的成分關注度上升，因此購買天然蠟製作的香氛蠟燭、天然材料製作的芳香劑等，開始蔚為流行。講究自然，親自動手製作、直接使用的人也越來越多。因為自己動手做，除了能控管成分來源外，製作過程也很透明。

2.蠟燭的基本概念

蠟燭的分類

容器蠟燭 container candle

如同字面所示，就是放在瓶子、盤子、杯子等容器中的蠟燭。盛裝於玻璃瓶或陶瓷瓶中的蠟燭，稱為JAR蠟燭；而鐵罐或錫罐中的蠟燭，則為TIN蠟燭。容器蠟燭是最基本的款式，熔化的蠟油不會流淌至容器外，既實用又方便。

小茶燭 Tealight candle

算是容器蠟燭中的一種，特別指稱以小容器盛裝的蠟燭。通常用來加熱香薰爐，或者用來加熱茶壺，讓熱茶能夠持續保溫等用途。平均的燃燒時長落在3～5小時左右，時間偏短。

柱狀蠟燭 pillar candle

沒有特別盛裝的容器，可製作成圓柱狀、多面體等各種形式。將熔化的液體蠟倒入矽膠製、鋁製、塑膠製等各種模具中，凝固後即呈現該模具形狀為其特點。由於沒有盛裝於容器中，因此燃燒時的蠟油會熔化滴落，需要放在有凹陷的盤子上，或是燭台等。柱狀蠟燭的形狀有千百種，其中細細長長樣式的，稱為錐狀蠟燭，通常必須插在燭台上使用。

無芯蠟燭 melting candle

不含燭芯，全用蠟製作而成的蠟燭，通常需要利用香薰爐等工具加熱，以揮發香味，使用時少了點燃的麻煩步驟。根據模具的樣式不同，可以製作出多種花式設計。

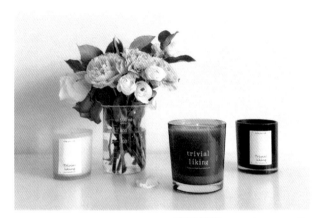

容器蠟燭 container candle

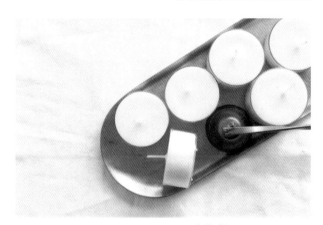

小茶燭 Tealight candle

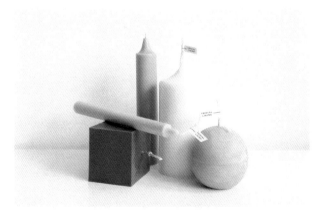

柱狀蠟燭 pillar candle

蠟的種類

大豆蠟

由大豆中萃取而出的天然蠟，根據熔點不同可分為容器蠟燭用大豆蠟，以及柱狀蠟燭用大豆蠟兩種。前者的熔點較低，能夠與容器有完美的貼合效果；而後者的熔點則較高，可以輕易地在冷卻後從模具中取出。不過無論是哪種類型的大豆蠟，都會根據生產製造商的不同，傾倒液體蠟的溫度、加入精油時的溫度等會有所差異，使用前必須先清楚確認。

棕櫚蠟

從棕櫚樹的果實中萃取而出，為植物性蠟，特點是在製作蠟燭時，冷卻後表面會形成一層雪花狀的結晶。而結晶則會依照棕櫚蠟產地、倒入容器或模具時的溫度不同，形成不一樣的花紋。

蜂蠟

採完蜜的蜂巢，經過加熱壓榨法提煉，便可取得動物性蠟的蜂蠟，也俗稱為「蜜蠟」，常作為天然蠟使用。可大致分為精製、非精製、片狀三種。非精製蠟是簡單地將雜質除去後的黃蜂蠟（Cera Flava），如同字面所示，顏色為深且彩度較低的黃。另一方面，精製蠟則為脫色過後的白蜜蠟，又被稱為白蠟（Cera Alba），是將黃蜂蠟利用日曬等天然漂白方式，脫色而製成。片狀蜂蠟薄薄的一片，因此可以簡單地直接捲成圓筒狀做成蠟燭。相較於其他幾種蠟而言，蜂蠟價格較為昂貴，但燃燒時間長，燃燒時幾乎沒有黑煙，就算不額外添加香精，也會帶著淡淡的蜂蜜味。

石蠟

石蠟是精煉石油過程中得出的副產物。在天然蠟燭蔚為風潮前,是製作蠟燭時最主要使用的人工合成蠟。從容器蠟燭到錐狀蠟燭,幾乎所有類型的蠟燭都能使用石蠟來製作,加上價格低廉,揮發香味持久而廣,是石蠟的優勢。石蠟的熔點橫跨50度到70度以上都有,根據熔點不同,可大致分為三種,也各自有不同的用途。

果凍蠟

將礦物油與有機聚合物(polymer)依照一定比例混合後,再加熱而製成的礦物性蠟,外觀透明,質地QQ軟軟如果凍般。通常以製作透明蠟燭為主,也可加工成其他多種造型。

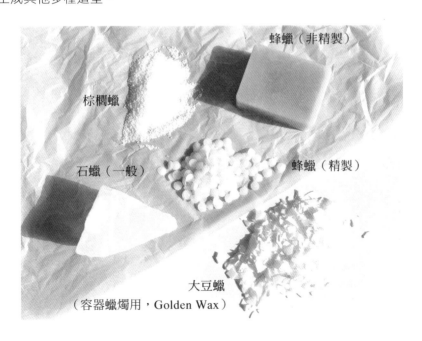

蜂蠟(非精製)

棕櫚蠟

石蠟(一般)

蜂蠟(精製)

大豆蠟
(容器蠟燭用,Golden Wax)

使用蠟時的相關溫度

每種蠟、每個製造廠商不同，情況都會有些許差異，無論是蠟的熔點、跟添加物混合時最適宜的溫度，或是倒入容器模具中時所需的溫度都不一樣。下表中列出最常使用的幾種蠟作為參考。製作蠟燭前，請務必根據用途不同，挑選最適當的蠟，並確認好每個步驟所需的溫度。

蠟	熔點	加入添加物的溫度	倒入容器的溫度
大豆蠟（容器蠟燭用，NatureWax）	約50度	約55～60度	約50度
大豆蠟（容器蠟燭用，GoldenWax）	約45度	約75～80度	約70度
大豆蠟（柱狀蠟燭用，ecosoya）	約50度	約80～90度	約75～80度
棕櫚蠟	約60度	約100度	約90～95度
蜂蠟	約65度	約90度	約80～85度
石蠟（一般）	約60度	約90度	約85度
果凍蠟	約90度	約100～110度	約100度

3.製作香氛蠟燭的必備工具

基本工具

加熱工具

加熱板或電磁爐等,用來熔化固態蠟或將液態蠟溫度加溫的工具。通常會選擇加熱板作為主要加熱工具,無論挑選單口爐或雙口爐使用都可以。根據用量跟用途不同,請各別準備。

秤

用來測量蠟、香精等材料的重量。選擇至多可測量至3kg重量的秤,是最為方便合適的。而比起一般指針式的秤,電子秤的數字更為精準,比較合適。

量杯

主要是熔化固態蠟時使用。不鏽鋼製或耐熱玻璃製量杯都可以,最好選擇附有把手的產品,使用上會更為方便。

刮刀

熔蠟時用來攪拌,或是加入香氣添加物時幫助均勻混合,也可以用長柄匙取代。

溫度計

製作香氛蠟燭時,非常重要的工具之一,用來測量熔蠟時的溫度、混合香氣添加物時的溫度,以及倒入容器或是模具時的溫度。

熱風槍(Heat gun)

一種可吹出高溫熱風的工具,用來熔化重塑蠟燭表面。由於本工具溫度可高達500度,因此使用完畢後,切記勿觸碰到皮膚。另外,作業時也可能會有燒傷的疑慮,請小心使用。

Tip 加熱工具~溫度計的內容,都與12頁中「製作手工皂的必備工具」大致相同。

製作工具

容器

製作容器蠟燭時,用來盛裝蠟燭的容器。大多使用玻璃杯、玻璃瓶,而鐵盒、陶罐等等材質也是不錯的選擇。如果容器高度過高,或是瓶口偏窄,有可能導致點火不方便,或是容易產生黑煙等問題。

離型劑(脫膜劑)

當蠟燭固定成形,要從模具中取出時,可能會遇到貼合的表面難以分離的情形,因此為了預防這類問題發生,便會使用離型劑噴霧。在將液態蠟倒入模具之前,先在模具表面上噴一層離型劑,如此一來,便可較為輕易地取出蠟燭。若使用矽膠製模具,可不需使用離型劑,但另外兩種聚碳酸脂(PC)與金屬材質模具,則需要使用到本材料。

模具

倒入液態臘,使其成型的工具。有聚碳酸脂(PC)、矽膠、金屬等各種材質,同時還有單格、多格等各種樣式的模具。製作柱狀蠟燭,或是各種立體形狀芳香劑時,所必備的工具。

燭芯

讓蠟燭燃燒時,最核心並最重要的材料。當燭芯點上火後,火苗碰觸到蠟燭表面,會助長火苗變大,同時能夠熔化蠟燭。除了常見的純棉燭芯、木質燭芯外,也有含鋅或是紙製的燭蕊、無煙燭芯等等。而根據蠟燭的直徑、高度、蠟燭原料的種類不同,燭芯的粗度也要跟著改變,這樣燭芯消耗的速度,才能與蠟消耗的速度達到平衡。

燭芯底座

製作容器蠟燭時，讓燭芯能夠固定在容器中的工具。而純棉燭芯與木質燭芯的底座有所不同，選擇時要事先確認。

燭芯固定器

在液態蠟凝固的期間，保持燭芯固定在中心點不動的工具。若手邊沒有燭芯固定器，也可拿免洗筷裁切至適當長度後取代。

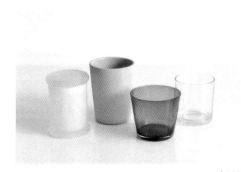

容器

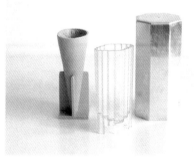

模具

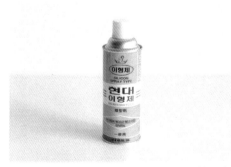

離型劑

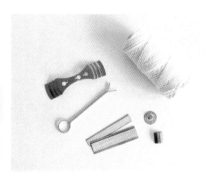

燭芯固定器、燭芯、燭芯底座

打火機

點燃蠟燭時的工具,選擇點火器長度的長樣式較為方便。也可用火柴取代。

燭芯剪

用來修剪燭芯長度的專用剪刀。

燭芯鉤、滅燭罩

如果直接用嘴巴吹熄蠟燭火苗,可能產生黑煙,導致空間的懸浮微粒濃度急速上升,空氣品質下降,所以盡量使用工具來幫助滅火。可利用燭芯鉤將燭芯壓入燭油中滅火,或是以滅燭罩直接蓋住火苗。

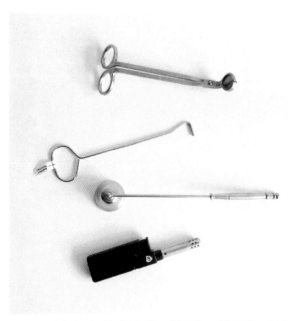

(由上至下)燭芯剪、燭芯鉤、滅燭罩、打火機

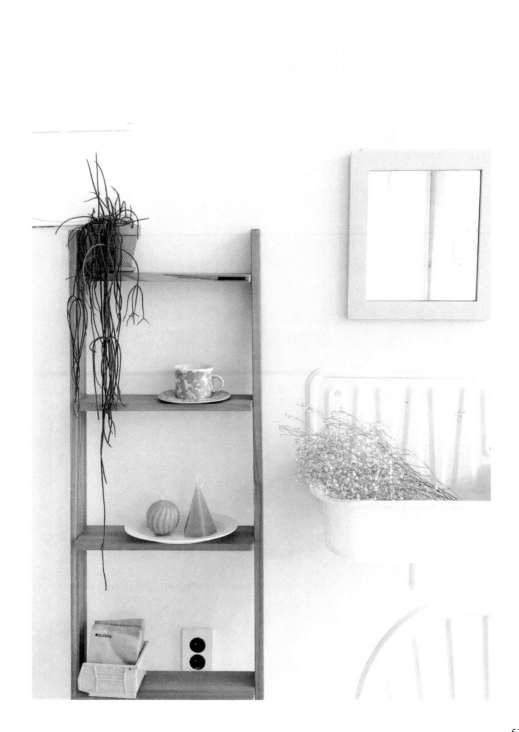

4.如何使用基本材料

如何使用純棉燭芯

這裡教的是如何使用未過蠟的純棉燭芯，燭芯若是未過蠟，可能會造成點不起火，或是燭芯容易燒太快讓長度太快變短。當然可以購買已經處理好，而且裝在燭芯底座上的成品，倘若買到尚未過蠟的，也可以跟隨下列步驟，自己將燭芯過蠟並安裝到燭芯底座上。

1. 將燭芯修剪至適當長度。

2. 利用鑷子（或是筷子）將燭芯夾起，浸泡至液體蠟中約莫10秒鐘。
   Tip 若浸泡的液體蠟溫度太低，或是浸泡時間過長，可能會讓覆蓋上燭芯的蠟層過厚，反而難以將燭芯安裝上底座或是插入模具中的燭芯孔洞中。另外，若是選擇使用木質燭芯，則可省略過蠟步驟，直接插上底座即可。

3. 桌面鋪上廚房餐巾紙或是烘焙紙等，將取出的燭芯置於其上，並前後翻動燭芯，避免蠟沾取到桌面上，等燭芯上的蠟層凝固後即完成。

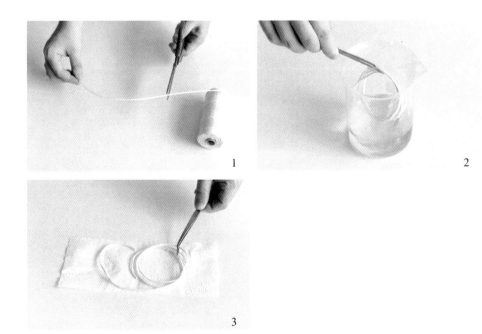

4. 接著將過完蠟的燭芯安插至燭芯底座上。

   Tip 若製作的是容器蠟燭，請將燭芯安裝至底座上；若製作的是柱狀蠟燭，也可直接直立插於模具中央。

5. 利用鉗子（或是尖嘴鉗）將燭芯底座的口收緊，以固定燭芯。

6. 最終確認燭芯是否牢牢地安裝在底座上。

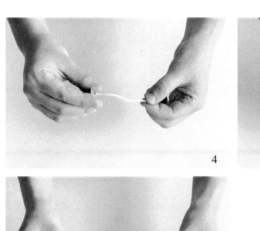
4

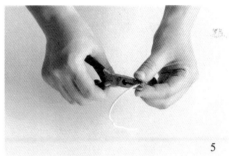
5

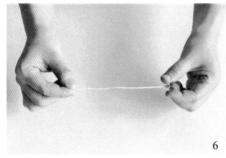
6

基本製作步驟

在此介紹製作容器蠟燭與柱狀蠟燭的共同製作步驟。熟悉此處介紹的基本製作
過程後，便可進一步參考本書中的內容，製作更多種多元的香氛蠟燭。

1. 利用量杯測量所需分量的蠟後，放到電磁爐上加熱熔蠟。

2. 將燭芯安插至底座後，在底部貼上用來固定的貼片。

    Tip　製作柱狀蠟燭時，可省略此步驟，直接將燭芯插在模具的孔洞中即可。

3. 將連接好底座的燭芯，固定在容器中央位置的底部上。若使用的容器或
   模具體積較大，可以利用燭芯固定器或是免洗筷，讓燭芯能夠確實固定
   在中央點上。

    Tip　如何利用免洗筷固定燭芯位置的方法，可以參考104～105頁的內容。

4. 在已經完全熔化的步驟1液體蠟中，添加適量的香氣添加物。

    Tip　香氣添加物可以選擇使用精油或香精，根據香氛揮發力的喜好需求，
    添加原料蠟分量的5～10%左右。使用的蠟種類不同，倒入添加物所需的溫度
    也不同，務必事先確認清楚。

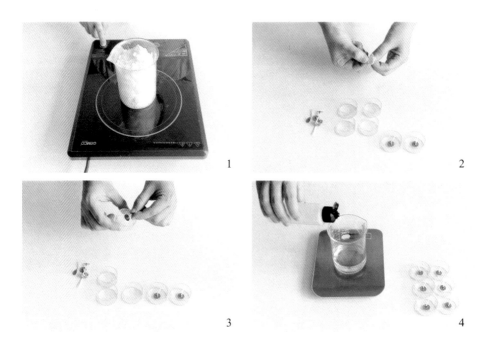

1

2

3

4

5. 充分攪拌，讓香氣添加物與液體蠟可以均勻混合。

6. 將液體蠟倒入容器中，待其凝固。

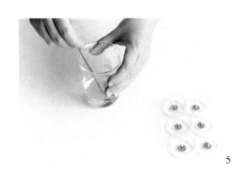
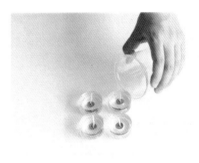

5

6

香氛蠟燭如何染色

讓香氛蠟燭染色使用的色素，可大致分成固體色素以及液體色素。就算使用同樣的色素原料，若混合的液體蠟量不同，所調配出的濃度深淺也會有所差別。所以與其一次添加大量的色素入內，不如一點一點地慢慢加入，一邊混合一邊確認顏色的呈現，會比較適當。只要添加的量越多，所得出的顏色一定會更濃更鮮豔。另外，市面上所販賣的色素，大概有30～40種左右，如果還是找不到自己喜歡的顏色，也可以適當地混合多種色素，以得到自己喜歡的顏色。

固體色素以小刀切下所需的分量後，加入液體蠟中攪拌即可。雖然固體色素的顏色較多種，但若是攪拌時液體蠟的溫度過低，可能會導致溶解不完全，殘留顆粒狀的色素，而讓蠟燭的表面變得不光滑平整。

液體色素使用時，是一滴一滴加入，因此可以輕易地調節所需的顏色濃度。雖然跟液體蠟可以完美地均勻融合，但比起固體色素的顏色選擇來得較少。

製作香氛蠟燭時推薦的小技巧

熔蠟時的溫度

每種不同的蠟，熔點都不相同。然而，若是溫度過低，可能會導致色素溶解不完全；相反，若是溫度過高，又可能使得蠟的顏色有所變異甚至是變質。對照使用蠟的種類，熔解的溫度、調和香氣添加物的溫度、倒入容器內的溫度，完全都不一樣，因此製作之前，務必掌握好各個步驟所需的溫度值（可參考48頁表格）。另外，由於蠟本身具可燃性，因此不可直接置於爐火上，或是直接以火點燃來加熱熔解，請務必注意。

當蠟燭成品表面不光滑平整時

基本上蠟具有高收縮率的特性。當蠟完全冷卻凝固後，可能會出現表面凹凸不平，甚至邊緣出現裂痕或是像破洞的凹陷處，這些都是因為高收縮率的特性所導致。特別是當冷卻時的室內環境溫度過低，或是熔點越高的蠟，越容易出現凹凸不平的表面。此時可以將剩餘的蠟熔化後，再倒入容器中，添加約2～3mm高度的分量，或是用熱風機吹整表面即可。

蠟燭的表面呈現白色

如霜狀般，蠟燭表面呈現白色的現象，稱為「白膜現象」（frosting）。通常出現於液態蠟傾倒至容器中時溫度過高的情況下，因此根據每種蠟不同，精確地控管作業溫度是很重要的步驟。另外，若色素溶解不完全，也有可能產生此現象，因此必須均勻攪拌。

蠟燭看起來斑駁，凹凸不平

使用透明的容器來製作容器蠟燭時，可能會有蠟燭斑駁的情況出現。此情況出現於當室內溫度過低，或是冬天製作的情況下，稱為「脫離」（wet spot）。在溫度高的夏天幾乎不會發生這樣的狀況。不過這樣的現象並不會影響蠟燭的機能，甚至有時候在燃燒後便會消失。此現象同樣是跟蠟的高收縮率有關的自然現象。

蠟燭無法均勻燃燒

邊緣的蠟一直沒有熔化，只有中心區域持續向下燃燒熔化，造成隧道現象。為了預防這樣的情況發生，最好是長時間放著蠟燭燃燒，直至蠟燭表面都有均勻燃燒到。特別是第一次點燃蠟燭時，要充分燃燒至熔化的蠟油能夠平均分布至相同的高度。

如何清洗使用過的量杯？

用來熔化固態蠟的不鏽鋼或是玻璃製量杯，必須在蠟還呈現液態狀時，以紙巾擦拭乾淨。如果蠟不小心凝固，可以用熱風機再次熔化，最後再利用熱水跟清潔劑，便可清洗乾淨。

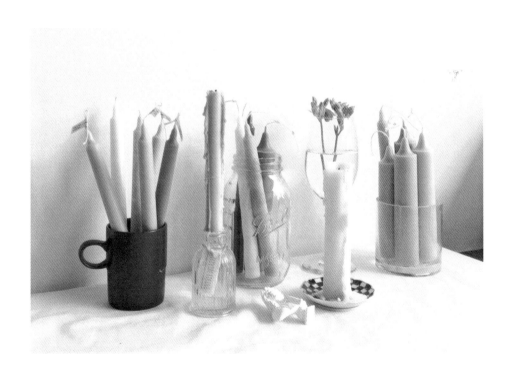

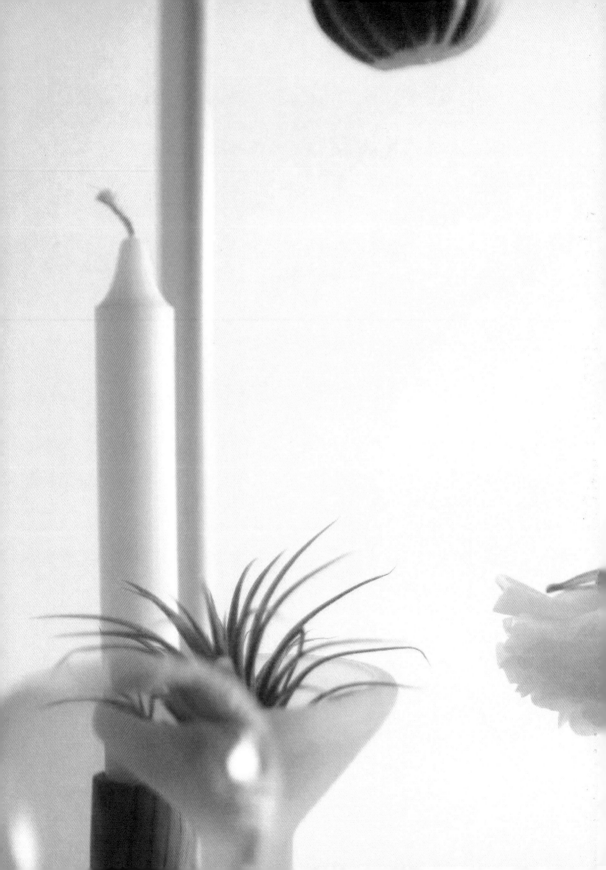

手工皂與香氛蠟燭的香味來源

1.精油（Essential Oil）

什麼是精油？

天然的植物性油脂，由散發香氣植物的花、根、葉子、莖等等部位中萃取而出，具有揮發性。濃度高因此香氣濃郁為精油的特性，根據植物原料的不同，也會帶有殺菌、鎮定、舒緩等藥性功效。無論是為了享受該精油的特殊香味，或是為了其他的特殊功效，精油常應用於各種產品中，最主要為香水、香氛蠟燭等芳療產品。天然保養品、手工皂、入浴劑等等，也常添加精油於其中。

如何使用精油

精油為高濃縮原液，是具高揮發性的有機化合物，不適合在高溫下使用。因此應用在製作香氛蠟燭時，大多添加於熔點較低的大豆蠟中。取用蠟總量的5～10%最合適，而手工皂則是取肥皂總量的1～2%左右。

複方精油的調製

可以將2～3種以上的精油混合調配後使用。經過適當的調製，便會散發出如同單一的香味，讓整體效果相得益彰。

經過調製的複方精油，香味會根據時間漸漸產生變化，這是因為各精油的揮發速度有所不同。像這樣隨著香味揮發速度及不同特性，在嗅覺上產生不同的效果，可分為前味（top）、中味（middle）以及後味（base）。前味，是由複方中揮發速度最快，最先被聞到的精油所擔任，主要為柑橘類、香草類等萃取而出的清爽香氣，擔任香味的第一印象要角。中味則肩負著串起香味的重責大任，由揮發速度第二快的精油為主，必須要能夠承先啟後香味的延續，也是定調主要香味的最重要角色。後味的精油，通常化學分子較大，揮發速度最慢，因此作為最後一個出現的香味。味道緩慢散發而出並且持久，通常這類的香氣較為濃郁且溫和，扮演著能夠讓複方精油整體味道沉穩，而盡量避免前味太快散去的角色。

精油前中後味的分類以及調製比例

前味	中味	後味
甜橙、葡萄柚 茶樹、薄荷、柑橘 尤加利、檸檬、萊姆 檸檬草、羅勒等	茉莉、橙花、天竺葵 鼠尾草、依蘭、玫瑰 洋甘菊、茴香、薰衣草 馬鬱蘭等	檀香、雪松、廣藿香 乳香、岩蘭草 安息香等
30~50%	40~60%	10~30%

調配精油時，盡量不要讓前中後味三階段的香氣是各自分離獨立的；若能調製得好，就能讓手工皂或是香氛蠟燭的香氣質感更上一層樓。可以選擇類似的調性做調配，也可以參考以下的配方，選擇喜歡的感覺來調製。這裡要提醒的是，其實精油前中後味階段的分類，並不完全是固定不變的，甚至也有香味是會在前中後階段的中間釋放出來，因此調製複方的比例並沒有一定的標準。

調性	調製的要點	精油配方
花香調	帶給人優雅而華麗的印象，通常會搭配木質調香味一起使用。	薰衣草、依蘭、玫瑰天竺葵茉莉、玫瑰等
木質調	散發帶有沉穩的泥土氣息木質香氣，跟任何一種調性的香氛調製，都能使整體氣息散發溫暖的感覺，通常擔任中味的角色。	檀木、雪松、花梨木絲柏、歐洲赤松等
東方異國調性	帶點東方異國神秘氣息的香味，適合搭配辛香料或是花香調性的精油使用。	檀木、廣藿香、乳香依蘭等
辛香料調性	香氣強烈而具刺激性，跟其他調性的香氣混合後，都能給予獨特的個性感。	肉桂、薑、丁香、黑胡椒等

香草調	取少量的情況下，便能跟所有的精油和諧地調製，尤其跟木質調的最為搭配。	茴香、鼠尾草、薄荷尤加利、迷迭香、羅勒等
柑橘調	給予人活力、清爽感的柑橘類香氣。若跟木質調或是花香調的精油調製後，初始印象讓人覺得清爽，而後漸漸地帶出另一種成熟的魅力。	甜橙、檸檬、檸檬草佛手柑、柑橘葡萄柚、萊姆等

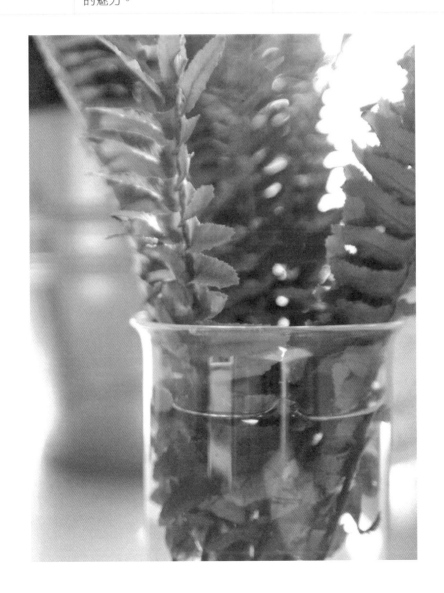

常見的精油

薰衣草 lavender

由薰衣草的花中萃取而出，最初散發著強烈的香草與樟腦香，隨著時間流逝，則會慢慢轉變為甜美的花香調。適用於所有的膚質，是最常被拿來使用的精油。適合跟花香調、香草調、柑橘調的精油做調製。

依蘭 ylang-ylang

為花香調，給人溫暖而甜美的感覺，在香水產業中使用歷史最悠久，最重要的精油之一。針對乾性及油性肌膚，有鎮定與調理皮脂的功效。適合與佛手柑、葡萄柚、薰衣草等做調製。但倘若單獨使用的濃度過高，或是複方調製時的比例過多，可能誘發頭痛、嘔吐的症狀，務必小心。

迷迭香 rosemary

矮小的常綠灌木，散發著新鮮而強烈的香氣。適用於所有膚質，特別常用於油性皮膚的收斂上。另外也具有促進頭皮血液循環功效，因此常添加於頭髮相關製品中。適合與香草調、木質調或是辛香料調性的精油一同搭配。

薄荷 peppermint

清爽而無負擔的薄荷香氣，薄荷醇的含量非常高，因此給人一種清新感。常用於痘痘或是皮膚炎的保養上，或是芳香劑、牙膏、清潔劑等多種製品中。只是需要注意的是，薄荷醇的成分若接觸到眼睛，會造成灼痛感，或是接觸到肌膚可能會造成刺激等類似的過敏反應，因此要注意添加濃度的調整。

茶樹 tea tree

由茶樹的樹葉中萃取而出，可幫助提高免疫力，因此適用於改善氣喘、支氣管炎、感冒等症狀。可迅速被肌膚吸收，又可調節皮脂分泌，適合痘痘肌或油性肌使用。可與檸檬、迷迭香等精油做調配。

雪松 cedarwood

氣味讓人聯想到清新的森林芳香，沉穩而強烈的香氣是雪松精油的特性。若跟柑橘調性這種較為輕快的香氣搭配使用，可以讓彼此的氣味更加融合並且持久。常作為香水的定香劑，也由於具有鎮定與收斂功效，常被添加於毛髮相關產品中。

松樹 pine

由松針葉中萃取而出，帶著清新的松樹香以及森林深處的氣息。有著強化神經系統及呼吸系統的功效，因此常見使用於清潔或是按摩相關的製品中。

甜橙 sweet orange

由甜橙的果皮中萃取而出，為柑橘調精油，帶著甜美而活力充沛的香氣。可排除身體的老廢物質，因此對問題肌具鎮定效果，也可幫助乾性肌保濕，以及老化肌膚的再生。請試著與其他柑橘調性的精油搭配看看。

檸檬 lemon

萃取自檸檬的果實中，帶著清新的果香。具有收斂肌膚、調整皮脂分泌之功效，特別適合痘痘肌和油性肌使用。適合搭配葡萄柚、甜橙、佛手柑、萊姆等同樣為柑橘調的精油，或是玫瑰、天竺葵、薰衣草等精油一起使用。

葡萄柚 grapefruit

用冷壓萃取的方式，由葡萄柚內皮中得出的天然精油，香氣清新暢快又帶點香甜。可使人保持心情愉悅，對於沒有活力或是憂鬱症患者具有療效；會刺激淋巴循環代謝，幫助解毒跟消脂。適合搭配迷迭香、薰衣草、柑橘調性的精油使用。

佛手柑 bergamot

由佛手柑的果皮中萃取而出，帶著清爽而俐落的香氣。主要運用於跟肌膚再生或是鎮定功效相關的產品中。適合搭配迷迭香、薰衣草、天竺葵、依蘭等精油一同使用。

使用精油時需注意的事項

1. 只要精油稍稍跟空氣接觸，就算只有些微的量，也會導致光氧化作用而使其變質，因此務必盛裝於深色瓶中，放置在不被光直射的陰涼處保管。也同時須避免讓幼童或是寵物接觸或誤食。

2. 精油是植物原液經過高度濃縮後，濃度提升70～100倍的物質，因此根據使用者的體質、身體狀態，甚至是使用方法的不同，可能會導致皮膚炎、瘙癢等過敏刺激反應。若使用者為懷孕婦女、幼童、有病症的人，都必須確認好適用的精油，甚至完全避免使用精油。

3. 為了要在日常中，也能享受精油的功效和香氣，而直接抹擦於肌膚上的行為是禁止的。尤其肌膚偏敏感的人，最好事先做貼膚檢驗（測試肌膚的過敏性），再行使用。

2.香精

什麼是香精？

香精是將多種香味混合而成的人工香精油，透過多種調香，製作出自然界中找不到的香味，比起天然精油價格來得低廉。天然精油表現不出來的香氣，就可以利用香精來表現。揮發性好，常用於添加食品和化妝保養品中，以得到額外的香氣。

一般而言，會認為香精為百分百的人工產物，不過其實製作過程中，天然精油和人工香精都會添加於其中。雖然內含物可能有天然精油，但與其用來作為類似芳療的功效目的，通常多被用來當作添加喜歡的香氣而已。另外，就算再如何高級的香精，也還是會有人認定其為人工產物，使用後感到不舒服，因此在使用前最好先經過測試。

如何使用香精

香精比起天然精油來說限制較少，對於溫度的變化也較不敏感，只需少許的量，便可獲得濃郁的香氣。因此常添加於香氛蠟燭、香水、芳香劑等需要香味的產品。製作香氛蠟燭時，無論是天然蠟或是人工蠟，都可以添加香精使用。

製作香氛蠟燭時，所需的量約占蠟總量的5～10%最為適當，而手工皂則取總量的1～2%。但只建議用於MP皂中，若添加於CP皂中，可能會影響皂化作用進行，因此不建議使用。

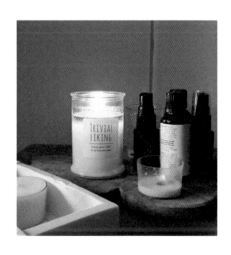

春日的香氛小物
The taste of spring

◇ 裝載春天的五彩斑斕

◇ 如同春天般的清新氣息

◇ 傳達感謝之意

◇ 從頭到腳的呵護

◇ 浪漫的春天花園

◇ 絢爛而飛舞著

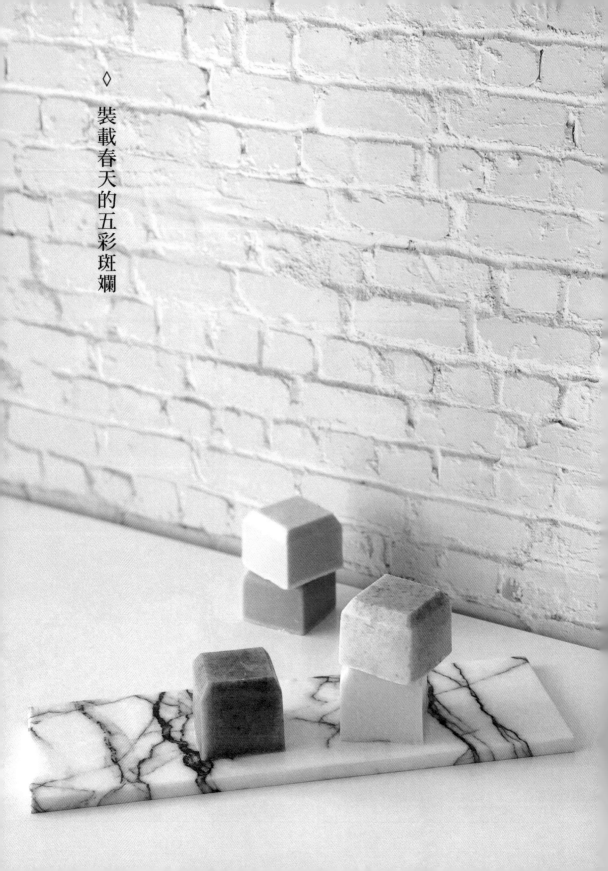

◇
裝載春天的五彩斑斕

方塊手工皂

cube mp soap

呈現可愛繽紛顏色，同時又有助於肌膚保養的天然粉末種類非常多。就算是一樣的粉末原料，跟透明皂基與白色皂基混合時，也會呈現不同的色感；根據添加量的不同，顏色深淺也會有所差別。只要注意添加量必須控制在總皂量的1%以內做調整即可。無論再怎麼好的粉末，只要添加量過高，都有可能影響手工皂的使用感跟洗淨力，因此務必要注意！

工具／　　　　　　　　不鏽鋼量杯、玻璃量杯、電子秤、電磁爐、切皂刀、噴霧
　　　　　　　　　　　專用罐、矽膠刮刀、湯匙、矽膠模具

材料（2～3個份）／　白色皂基300g、柑橘精油3g、紅椒粉、甘油9g、酒精

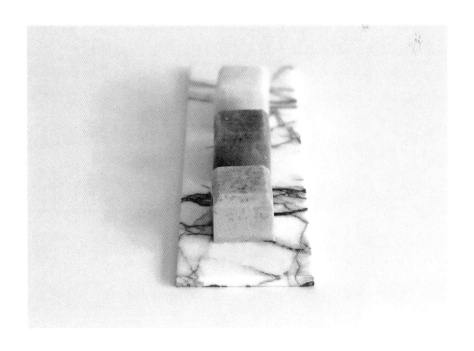

製作步驟

1. 將紅椒粉添加至9g的甘油中，以湯匙攪拌至均勻溶解。

2. 接著把步驟1中的材料，加入已熔化好的300g白色皂基中，均勻混合。

   (Tip) 紅椒粉的量越多，顏色會越顯深橘紅色，因此請慢慢調節添加量至所需顏色。

3. 在混合好的步驟2皂基中，滴入3g柑橘精油，同樣再次均勻混合。

4. 小心地將步驟3的皂液，倒入模具中。

5. 在皂液表面噴上少許酒精，去除表面生成的氣泡。

   (Tip) 表面出現的氣泡，必須立刻噴酒精才可去除。如果放置時間過久，就算噴再多酒精，也消不了氣泡，因此務必盡快採取此動作。如果從模具取出後，發現底部面坑坑巴巴不平整，可以用切皂器修整。

6. 當皂體完全凝固後，即可從模具中取出使用。

Making point

· 要一直攪拌至粉末完全溶解，才能使手工皂成品的斷面光滑平整。

· 參照71頁的圖片，即可確認紅椒粉添加量的多寡，如何影響顏色深淺。大家可以多多練習如何適當調節粉末添加量，以得到自己喜歡的顏色。

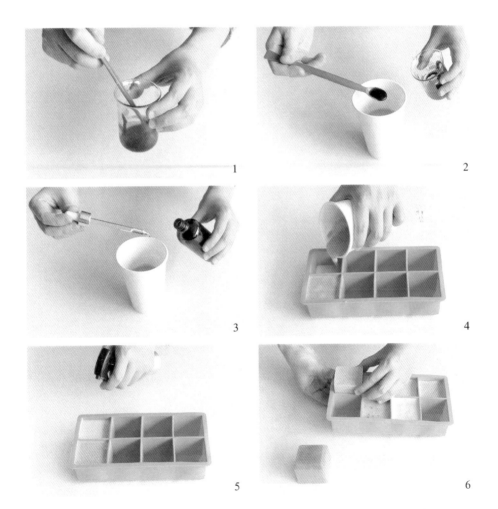

1

2

3

4

5

6

彩虹手工皂

rainbow mp soap

天然粉末的色澤，總是給人一種很健康、淡淡而溫和的感覺。如果覺得這樣的鮮豔度不夠，可以選擇使用更多花樣的食用色素，其色彩更為鮮明而濃烈。另外，也可以在天然粉末帶出的顏色上，再添加少許的食用色素，讓整體外觀看起來更為自然且持久。選擇食用色素時，請一定要選擇對人體無害的產品。

工具／　　　　　不鏽鋼量杯、玻璃量杯、電子秤、電磁爐、切皂刀、噴霧
　　　　　　　　專用罐、矽膠刮刀、湯匙、矽膠模具（500g）1個、矽膠
　　　　　　　　模具（100g）6個、壓克力製切皂器

材料／　　　　　白色皂基300g、透明皂基300g、葡萄柚精油6g、食用色素
　　　　　　　　（紅色、黃色、藍色）、甘油（需要額外準備多餘的量）
　　　　　　　　18g、酒精

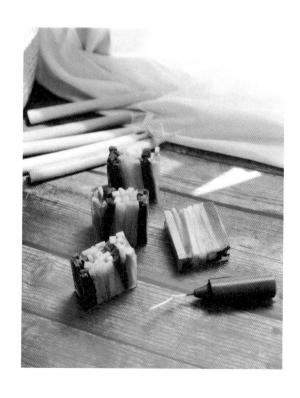

製作步驟

事先準備裝飾用的皂塊

1. 將18g的甘油添加至已熔化的300g白色皂基中，擺在一旁備用。將各個食用色素與少量的甘油均勻攪拌至溶解。

   `Tip` 橘色可用黃色搭配紅色色素調配，而紫色則利用藍色加紅色做調配。

2. 量測出50g的白色皂基，將其中一種色素慢慢地加入其中，調整用量至所需顏色。

   `Tip` 如果喜歡透光的顏色，可以將白色皂基置換成透明皂基。

3. 在混合好的步驟2皂基中，滴入2g葡萄柚精油，並均勻混合。

4. 小心地將步驟3的皂液，倒入100g的矽膠模具中。

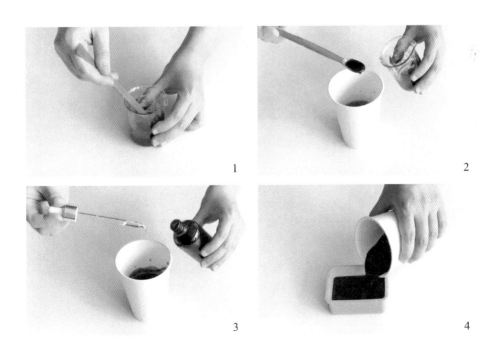

1 2

3 4

5. 在皂液表面噴上少許酒精，去除表面生成的氣泡。

6. 以同樣的方式，製作出剩下的五種顏色。

> **Tip** 如果手邊沒有小型的模具，也可用紙杯來取代。而如果比較喜歡天然淡淡的色彩，也可以用類似顏色的天然粉末來取代食用色素。

7. 當皂體完全凝固後，即可從模具中取出使用。

8. 利用切皂刀將其切成四方柱長條狀。

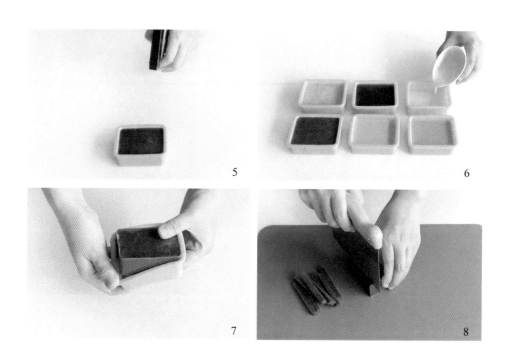

Making point

· 根據添加的色素分量，呈現出的顏色深淺濃度會有所不同，因此與其一次大量添加，不如一點點慢慢加入做調整。

· 裁切手工皂的方法，可以參考40頁內容。

9. 裁切好所有裝飾用的皂塊備用。

10. 將熔化的透明皂基，倒入500g模具中至1/3高度，接著噴上酒精去除表面形成的氣泡。

11. 把剛剛裁切好備用的裝飾皂塊，直立地放入模具中，並將其填滿。

12. 接著在皂塊與皂塊的縫隙間，小心地倒入透明皂基填滿空隙。最後同樣噴上酒精去除表面氣泡做收尾。

> (Tip) 無論是在直立放入裝飾皂塊，或是倒入透明皂基填滿空隙的步驟間，都會有氣泡產生，別忘記要立即噴灑酒精去除。

13. 當皂體完全凝固後，即可從模具中取出使用。

14. 裁切至適當的使用尺寸。

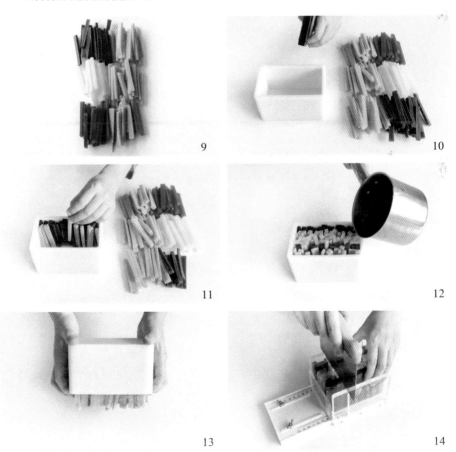

9

10

11

12

13

14

◇

如同春天般的清新氣息

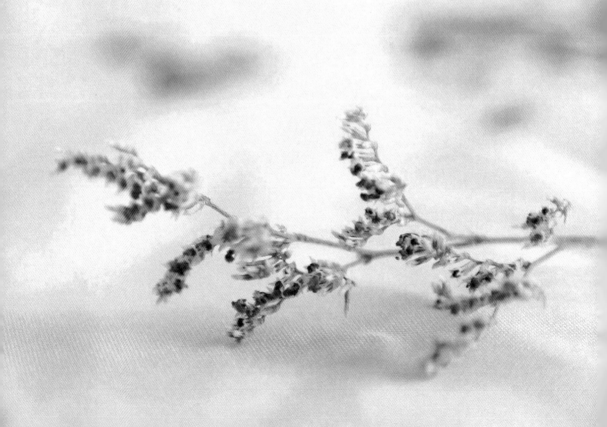

香草手工皂

---

herb mp soap

一年四季中，我們都能在日常周遭接觸到各種香草。香草除了作為觀賞植物種植，也可運用在健康的飲食生活上，甚至作為茶飲沖泡，享受悠閒的午茶時光。無論是作為辛香料，或是芳療的原料使用，這些植物都可概括總稱為香草。每個人都可以透過添加了用來放鬆身心靈的精油或是香草產品，如保養品、手工皂等，來享受香草芳療的功效。

工具／ 　　　　　不鏽鋼量杯、玻璃量杯、電子秤、電磁爐、切皂刀、噴霧專用罐、矽膠刮刀、湯匙、矽膠模具

材料（2個份）／　透明皂基300g、茉莉精油3g、乾燥金盞花、甘油9g、酒精

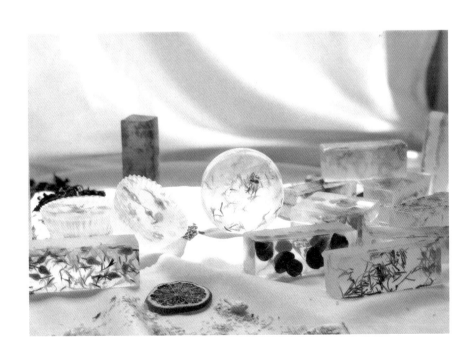

製作步驟

1. 將少許的乾燥金盞花，加入已熔化的透明皂基中。

2. 在步驟1的皂液，加入甘油以及茉莉精油，並均勻攪拌。

3. 小心地將皂液倒入模具中。

4. 在皂液表面噴上少許酒精，去除表面生成的氣泡。

5. 當皂體完全凝固後，即可從模具中取出使用。

Making point

· 若想製作透光的手工皂，請選擇透明皂基；若想製作不透光的，則選擇使用白色皂基。

· 如果香草添加量過多，可能會導致手工皂使用起來帶粗糙顆粒感，因此酌量添加即可。

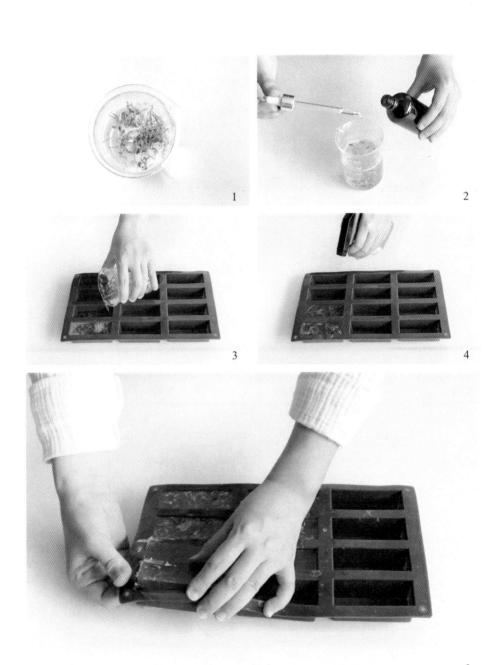

1

2

3

4

5

讓肌膚及心靈都能鎮定下來的香草

雖說香草有其藥理特性,但仍非「醫藥品」,不具有絕對的治療效果,所以根據每個人的體質、膚質不同,有可能有適合與不適合。不過只要日常生活中能持續運用這些香草,對身心健康都會有一定的幫助。

1.薰衣草 Lavender

可以讓神經放鬆,舒緩身心的一種香草。古代羅馬人便常將薰衣草投入浴池中沐浴,或是將其乾燥後,放置在抽屜、衣櫥等空間中,作為芳香劑。常添加於香水或是保養品中,適合所有膚質使用。

2.迷迭香 Rosemary

常作為辛香料使用在料理上,同時也有優秀的殺菌效果,是用來幫助鎮靜肌膚的主要香草之一。還可改善頭皮癢,幫助清潔頭皮,對於皮脂分泌旺盛的肌膚,也特別有功效。

3.金盞花 Calendula

抗菌功能卓越,因此常用於醫治外傷、燒燙傷的傷口敷料中。而金盞花的浸泡油對於曬傷的肌膚,有舒緩之效,同時還能改善瘙癢、肌膚刺激等問題。

4.檸檬草 Lemongrass

外觀跟芒草有點相似,但摘下葉子在手中搓一搓,會散發出如檸檬的氣味。可促進消化、改善頭痛、預防貧血等,具有眾多功效,因此常用於藥物上,或是添加於香水中,甚至會拿來入菜等等,被廣泛運用。把檸檬草用棉布包起來放著,也有驅蚊蟲之效,所以製成芳香劑也是不錯的選擇。

5.洋甘菊 Chamomile

被喻為是「土裡長出的蘋果」，有著舒緩緊張感，並讓身體暖和的功效。可改善頭痛、神經痛等疼痛以及發炎症狀。常被用來泡茶，或是添加於保養品中。特別適合敏感肌、問題肌和老化肌膚使用。

6.薄荷 Peppermint

古代的埃及人不止將薄荷作為食品或藥品使用，也會將其當作芳香劑。而希臘和羅馬人則將薄荷作為主要的香水原料，幫助去除多餘油脂，並鎮靜肌膚，適合油性肌和問題肌使用。另外，還可提神醒腦，幫助集中注意力，舒緩神經上的疲勞。

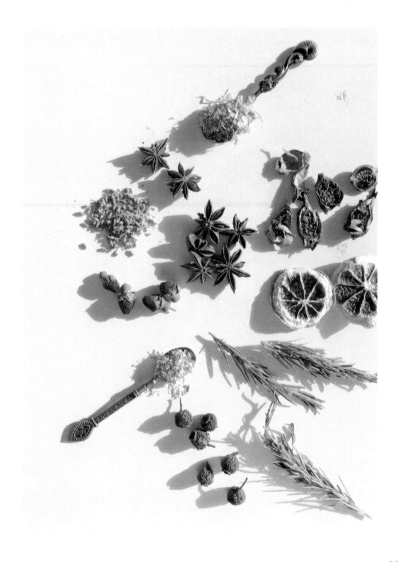

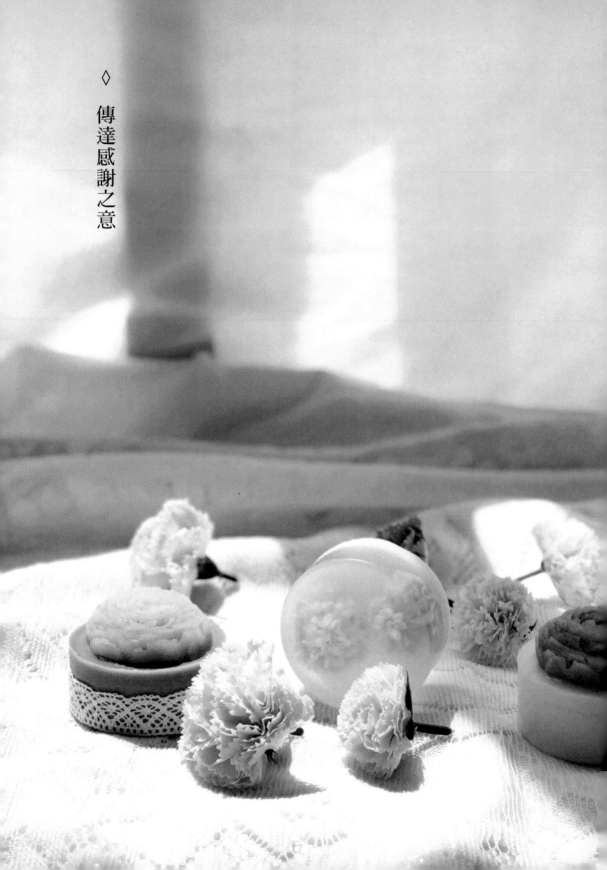

◇

傳達感謝之意

康乃馨手工皂

carnation mp soap

在和煦溫暖春風吹拂的五月中，有著許許多多的紀念日，因此這個月份也被稱作為「感恩月」，讓人能夠好好地審視周遭，有機會進一步表示自己的感恩之心。如果想要贈送一個能讓對方記憶深刻的禮物，不妨可以選擇手工皂。試著做出像是擁抱著一整束盛開花朵的樣式，或是栩栩如生的小花盆這兩種不同風格的手工皂，無論對方是誰，都能夠沒有負擔地使用，而且美麗的外觀下包含著滿滿的熱誠，絕對是讓對方能夠溫暖在心的禮物。

工具／	不鏽鋼量杯、玻璃量杯、電子秤、電磁爐、切皂刀、噴霧專用罐、矽膠刮刀、湯匙、花朵狀矽膠模具2個、圓形矽膠模具2個
材料／	**裝飾用皂塊（3〜4個份）**｜白色皂基200g、玫瑰香精油2g、百年草粉、甘油5g、酒精 **康乃馨造型皂中皂（2個份）**｜透明皂基150g、白色皂基50g、康乃馨香精油3g、甘油5g、酒精 **立體康乃馨皂塊（2個份）**｜白色皂基200g、玫瑰香精油2g、甘油5g、酒精

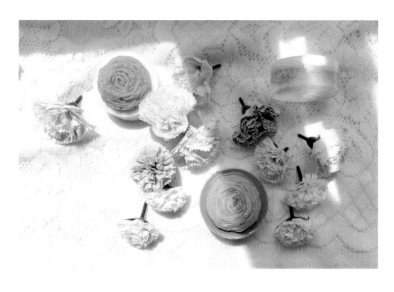

製作步驟

事先準備裝飾用的皂塊

1. 量杯中倒入少許百年草粉末以及甘油,攪拌至完全溶解無顆粒。接著再倒入已熔化的白色皂基中均勻混合。

   (Tip) 百年草粉末可調配出淡淡的粉紅色,一點點地加入,調整添加量至所需的彩度。

2. 在混合好的步驟1皂液中,滴入玫瑰香精油,再次均勻混合。

3. 小心地將皂液倒入花朵狀的矽膠模具中。

4. 在皂液表面噴上少許酒精,去除表面生成的氣泡。

5. 當皂體完全凝固後,即可從模具中取出使用。

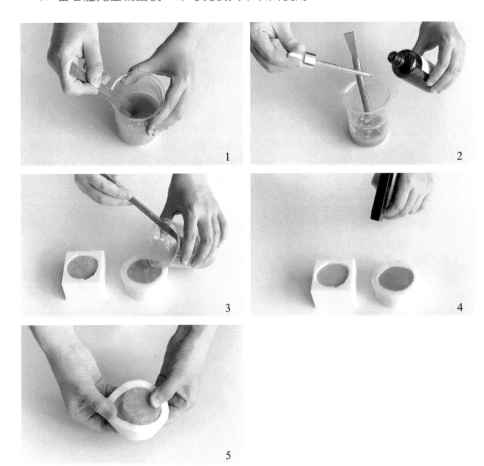

正式製作康乃馨手工皂 —— ① 康乃馨皂中皂

1. 完成的裝飾用皂塊放一旁備用。

2. 將熔化的透明皂基，滴入康乃馨香精油2g以及甘油後，均勻攪拌。

3. 透明皂液倒入圓形模具中至70%高度，接著噴上酒精去除表面形成的氣泡。

   Tip 倒入透明皂液的時候，如果高度落差太大，就容易產生氣泡，導致透明度降低，因此盡量從較低的高度倒入比較適當。

4. 備用的裝飾皂塊噴上酒精，花朵朝下放入模具中。

5. 白色皂基加入1g的康乃馨香精油以及2g甘油，均勻攪拌後備用，待步驟4的皂體完全凝固後倒到其上，鋪滿表面。

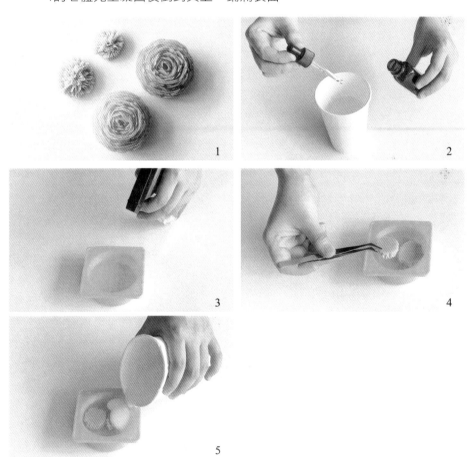

6. 在皂液表面噴上少許酒精，去除表面生成的氣泡。

7. 當皂體完全凝固後，即可從模具中取出使用。

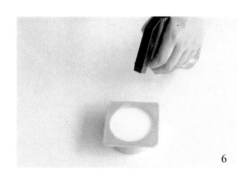

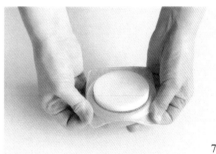

正式製作康乃馨手工皂──②立體康乃馨皂

1. 完成的裝飾用皂塊放一旁備用。

2. 將熔化的白色皂基，滴入玫瑰香精油以及甘油後，均勻攪拌。

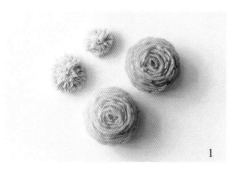

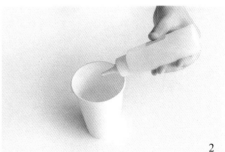

3. 將皂液倒入圓形模具中至80%高度，接著噴上酒精。

4. 等待步驟3的皂體完全冷卻凝固後，再倒入約10%的皂液，噴上酒精去除表面形成的氣泡。

   Tip 如果一次在模具中倒滿所有備好的皂液，那麼放上裝飾用皂塊，可能會讓皂液滿溢而出，因此一開始大概倒入模具80～90%的分量即可。

5. 擺上裝飾用皂塊。

6. 在裝飾皂塊以及周圍的皂液上，噴灑酒精去除氣泡。

7. 當皂體完全凝固後，即可從模具中取出使用。

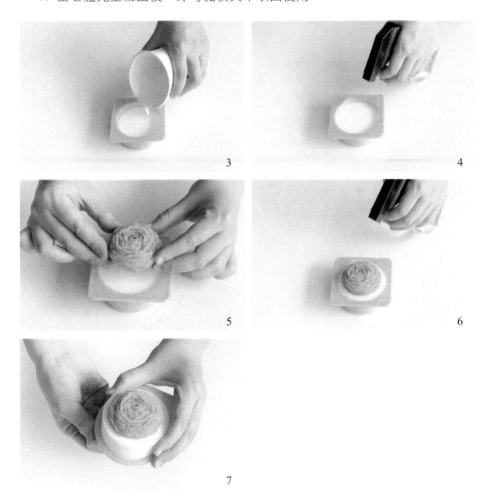

3

4

5

6

7

鮮花盒

---

flower box

盒子中放入插花海綿或是保麗龍,在上面插上鮮花,就可以簡單做成一個美麗的鮮花盒。不妨以親手製作的手工皂為主,大致安排好所需輪廓後,插上各式各樣的花朵手工皂,手工皂鮮花盒便完成了!雖然大紅的康乃馨也不錯,不過如果選擇偏馬卡龍色的康乃馨搭配其他花朵,視覺上會更舒服、更可愛。將香皂花搭配人造花或是永生花等小道具裝飾,更能讓這份特別的禮物永不褪色。

工具／　　　　　刀子、熱熔膠槍、雙面膠

材料／　　　　　禮物盒、保麗龍、康乃馨皂2個、香皂花、人造花

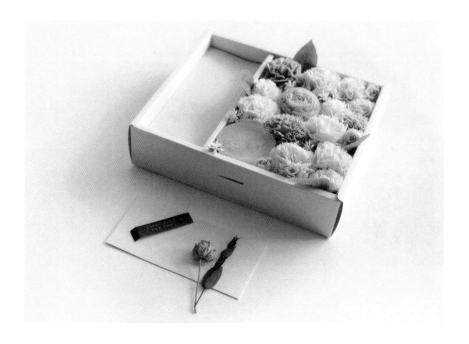

製作步驟

1. 依照盒子大小，裁切內層保麗龍至適當尺寸。

2. 將保麗龍放至盒子中。為確保保麗龍位置固定不動，在底部用雙面膠或是熱熔膠來黏接。

3. 選取好康乃馨手工皂的位置，準確安插上去並固定。

   (Tip) 可以在手工皂底部貼上雙面膠方便固定。熱熔膠槍可能會因為高溫使皂體熔化，因此避免使用。

4. 在康乃馨皂旁，依照自己的感覺，擺放其他的香皂花，做出設計感。

   (Tip) 香皂花的樣式大小都不同，因此擺放時不要立即黏接固定，建議先大致抓好相對位置。相同樣式的花朵盡量不要擺放在同一區，可以自然地找到彼此的平衡點來安排。

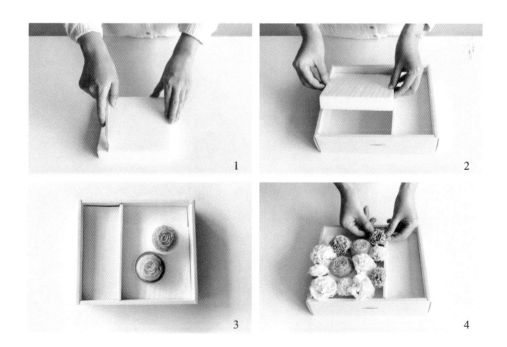

5. 香皂花可以直接插至保麗龍上，或是利用熱熔膠槍固定。
6. 在剩下的空隙間擺上人造花或是永生花做最後裝飾。

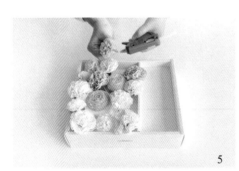
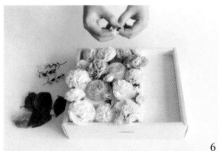

5

6

Making point

· 盒子中也可以放進其他小禮物或照片、書信等等，或是類似顏色的馬
卡龍也不錯，甚至可以當作給父母的紅包祝賀禮盒。

· 專用的禮物盒、香皂花、人造花、永生花等材料，都可以輕易地在網
路上、花市、手作材料店等地方購買。

· 如果想要製作新鮮的鮮花盒，勢必就要用濕潤的插花海綿，此情況
下，就要避免使用紙製或是底部材質過於脆弱的禮盒。另外，盒中的
水可能會漏出來，因此也要避免把禮物盒直立或是斜放。

· 就算不是母親節期間，也可以試著用其他的花朵來取代康乃馨，製作
出最符合當下心意的專屬禮物。活用棉花、紅醋栗、造型植物等小道
具，也會給人完全不一樣的感覺。

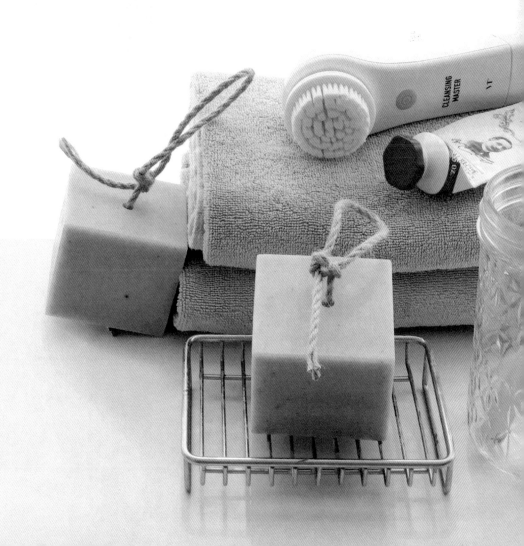

從頭到腳的呵護 ◇

一皂洗全身洋甘菊手工皂

all-in-one chamomile cp soap

一到春天，霧霾、日夜溫差、四處紛飛的花粉等等，這些會讓肌膚出現過敏或是變得乾燥的現象經常可見。帶著清爽蘋果香的菊花，以及香草中的洋甘菊，都具有保濕及抗菌的功效，可幫助鎮靜受到刺激的肌膚，非常適合添加於手工皂中。而月見草籽油也可舒緩肌膚的問題和過敏現象，推薦被問題肌困擾的人使用。不如，就來利用這些純天然又有功效的草本添加，製作出一款可以同時清潔臉部和身體的手工皂吧。

工具／	不鏽鋼量杯、矽膠模具（500g）1個、矽膠刮刀、吸管、電子秤、剪刀、老虎鉗（或鉗子）、繩子
材料（約500g）／	**基底油**｜椰子油100g、棕櫚油130g、月見草籽油80g、葡萄籽油20g、蓖麻油20g **鹼液**｜水116g（總油脂量的33%）、氫氧化鈉50g（減鹼7%） **精油**｜檸檬精油8g、廣藿香精油2g **添加物**｜洋甘菊萃取液10g、洋甘菊粉、氧化鐵綠 **trace狀態**｜第2～3階段

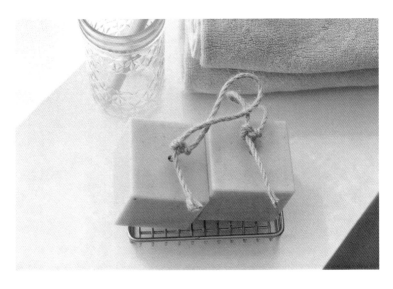

製作步驟

CP皂製作的基本步驟（製作鹼液～攪拌皂液）可參照32～33頁的內容

1. 攪拌皂液至trace狀態處於第2～3階段之間，加入洋甘菊萃取液以及洋甘菊粉末，將其均勻混合。接著再加入氧化鐵綠，慢慢添加至呈現所需顏色。

   Tip 由於本範例中呈現的顏色為綠色，因此使用氧化鐵綠，大家可以根據自己的喜好選擇調配其他顏色。而如何利用添加物來調配顏色的方法，可以參照39頁內容。

2. 小心地將皂液倒入模具中。

3. 將吸管長度修剪至高於模具表面1cm左右。

   Tip 吸管的用途，是為了製作出手工皂中可以穿繩的孔。而吸管長度略高於模具表面，是為了取出凝固的皂體時，也能夠將吸管輕鬆拔除。如果不打算把手工皂穿繩保管，可以直接省略以下的步驟。在步驟2結束，大致清理一下模具周邊環境後，直接蓋上蓋子進入保溫步驟即可。

4. 把吸管插入皂液中，大致清理一下模具周邊環境，蓋上蓋子進入保溫步驟。

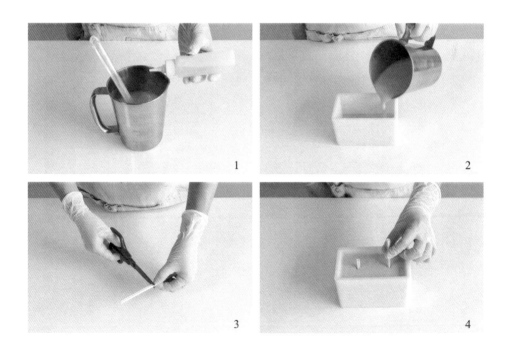

5. 保溫步驟結束，利用鉗子拔除吸管，把繩子穿入孔洞中綁起來。

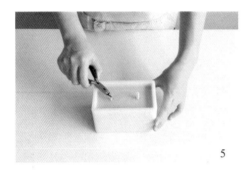

5

1. 將繩子從孔洞中穿到另一邊。

2. 在穿過去的那端綁上死結。

3. 剪去繩子，留下足夠的長度後，做出可懸掛的繩環後綁緊。

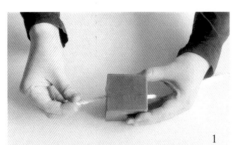

1

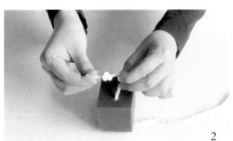

2

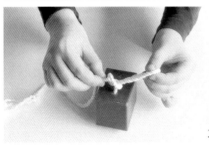

3

◇

浪漫的春天花園

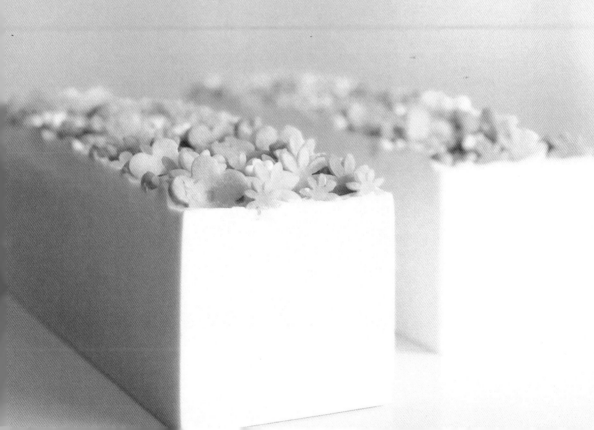

花園手工皂

flower garden cp soap

一說到春天，腦海中會立刻浮現出百花齊放的景色。隨著天氣漸漸回暖，市面上商品的花色也開始使用浪漫而大膽的花卉圖騰作為設計。如果覺得花卉圖騰的商品過於華麗，那麼不如試著將春天花卉的鮮豔呈現在手工皂的設計上。用富含維他命和礦物質的杏子油，以及低刺激又有高保濕度的橄欖油，來製作出滋養肌膚的美麗手工皂。讓人在短暫的洗臉過程中，也能享受到春天百花齊放的繽紛。

工具／	不鏽鋼量杯、電子秤、矽膠刮刀、溫度計、花瓣形狀的餅乾模具（或是壓花模板）、擠花袋、擠花嘴、矽膠模具（1kg）1個
材料（約1kg）／	**基底油**｜椰子油250g、棕櫚油260g、杏子油90g、橄欖油70g、蓖麻油40g、葡萄籽油30g **鹼液**｜水244g（總油脂量的33%）、氫氧化鈉105g（減鹼8%） **精油**｜薰衣草精油15g、快樂鼠尾草精油5g **添加物**｜二氧化鈦粉、群青粉紅礦物粉、氧化鐵綠 **trace狀態**｜第2～3階段 **裝飾用皂塊（約350g）** **基底油**｜椰子油70g、棕櫚油80g、杏子油30g、橄欖油20g、蓖麻油10g、葡萄籽油20g **鹼液**｜水76g（總油脂量的33%）、氫氧化鈉32g（減鹼8%） **精油**｜薰衣草精油7g **添加物**｜氧化鐵紅、氧化鐵黃、二氧化鈦粉 **trace狀態**｜第2～3階段

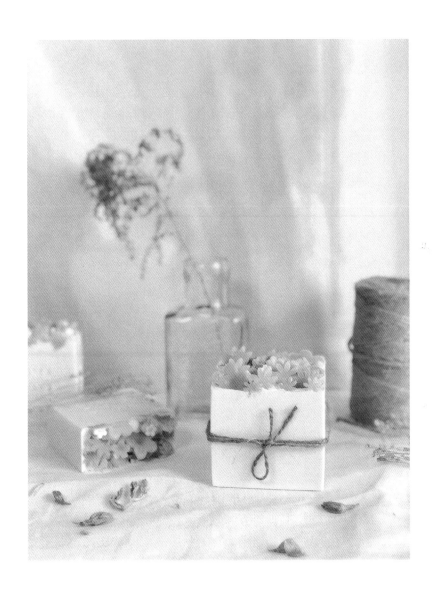

- 裝飾用皂塊請在製作花園手工皂前,事先製作備用。
- 因為切割裝飾用的皂塊壓膜樣式不同,所需的皂塊個數也沒有一定,因此可將裝飾用皂塊的備用分量取多一點。

製 作 步 驟

CP皂製作的基本步驟（製作鹼液～攪拌皂液）可參照32～33頁的內容

事先準備裝飾用的皂塊

1. 將事先備好的CP皂裁切至厚度約2～3mm。

   Tip　選擇保溫步驟完成後的CP皂作為裝飾用皂塊。在本次範例的成品中使用了白色（添加二氧化鈦粉）、黃色（添加氧化鐵黃）以及橘紅色（添加氧化鐵黃以及氧化鐵紅），來製作裝飾用皂塊。而橘紅色和黃色，也可以利用梔子黃、南瓜粉、紅椒粉等天然粉末取代。

2. 利用餅乾壓膜將CP皂壓製出花瓣形狀，做多個備用。

正式製作花園手工皂

3. 攪拌皂液至trace狀態處於第2～3階段之間，加入二氧化鈦粉，將其均勻混合。

   Tip　範例中為了呈現出白色，使用了二氧化鈦粉。當然也可以調製其他顏色，而如何利用添加物調配出想要的顏色，則可參照39頁的內容。

4. 小心地將皂液倒入模具中。

5. 將剩餘的100～150g左右皂液，加入色素調配出想要的顏色，填充入擠花袋，擠到模具表面做擠花裝飾。

   Tip　範例中的成品，是將剩餘的皂液分成一半，各自加入群青粉紅礦物粉以及氧化鐵綠，調配出粉紅色與綠色。由於本來的皂液已經用二氧化鈦粉調配出白色，因此再加入顏色混合後，可呈現出馬卡龍色系。不過也可以跳過本步驟，直接用前面備好的裝飾皂塊做裝飾即可。

6. 將步驟2的裝飾皂塊小心地安插在皂液表面裝飾。

7. 裝飾皂塊擺放完成，大致清理一下模具周邊環境後，蓋上蓋子進入保溫步驟。

   Tip　將完成的皂體裁切至適當大小再行使用。裁切皂體的方法，可參照40頁的內容。

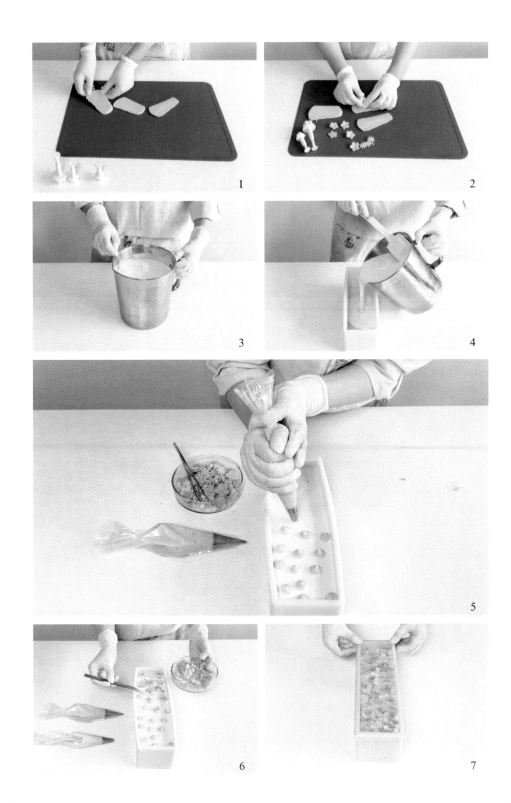

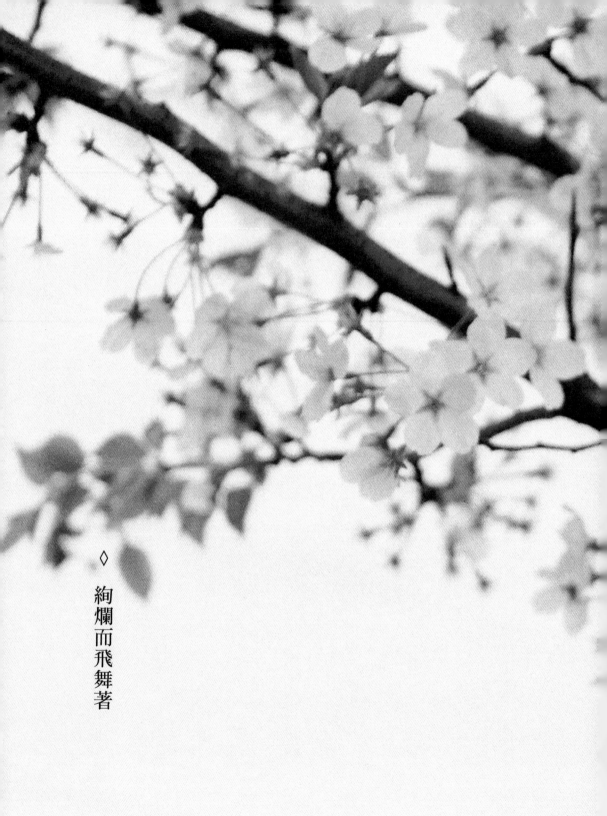

◇

絢爛而飛舞著

櫻花香氛蠟燭

cherry blossom candle

充滿著淡淡粉紅氛圍的櫻花香氛蠟燭，不僅實用，視覺觀感上也讓人愛不釋手。不如把這自帶春天氣息的小禮物，試著送給在春天出生的朋友，或是即將迎接人生新階段的朋友吧。用這香氛蠟燭，試圖保留下轉瞬即逝的春日。

工具／　　　　　　量杯、電子秤、電磁爐、矽膠湯匙、櫻花形狀矽膠模具

材料（1個份）／　容器、純棉燭芯（3號）、燭芯底座、免洗筷（或是燭芯固定器）、底座貼紙、容器蠟燭用大豆蠟170g（需多準備額外分量）、柱狀蠟燭用大豆蠟50g、櫻花香精油23g、染料（紅色）

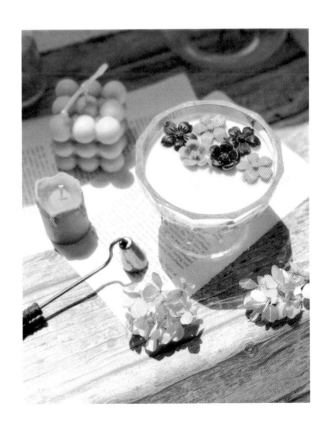

事先準備櫻花裝飾

1. 利用量杯，量測出50g已熔化的柱狀蠟燭用大豆蠟，並加入紅色染料調色。接著滴入5g櫻花香精油均勻混合。

2. 將液態蠟倒入矽膠模具中。

3. 當蠟完全冷卻凝固後，即可從模具中取出。

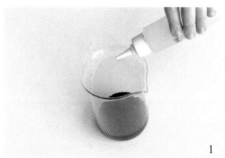

1

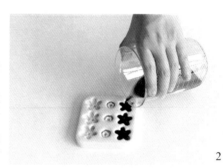

2

3

正式製作櫻花香氛蠟燭

4. 將燭芯安插在燭芯底座上，並在底座貼上專用貼紙，固定於容器底部的正中央。

5. 利用免洗筷固定住燭芯位置，保持燭芯在容器的正中央。

6. 取出170g的容器蠟燭用大豆蠟至量杯中，滴入17g的櫻花香精油，均勻攪拌混合。

7. 小心地將液體蠟倒入容器中，待其冷卻凝固。

8. 接著將剛剛準備的多餘大豆蠟熔化後，倒至已凝固的蠟燭上薄薄一層，約2~3mm高度的分量。

   Tip　在此步驟之前，可以先將櫻花裝飾大致擺放，確認位置。

9. 趁液體蠟凝固之前，將步驟3的櫻花裝飾放置於其上。

10. 當蠟完全冷卻凝固後，修剪燭芯至0.5~1cm高度。

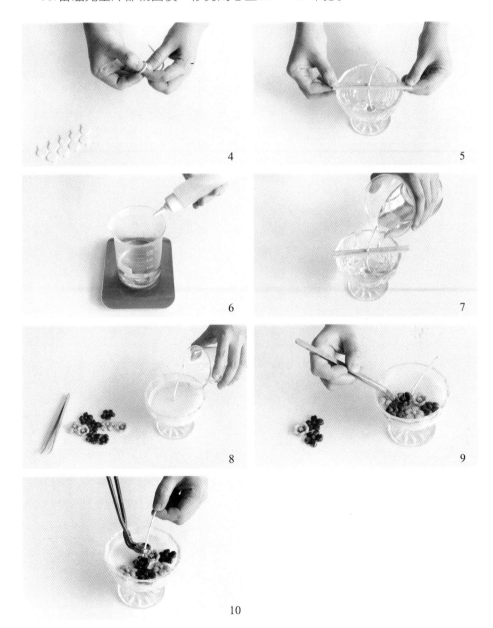

櫻花小茶燭

cherry blossom tealight

小茶燭顧名思義，是一種體積較小的蠟燭，起初的用途是用來放在茶壺底座（tea warmer）加熱茶壺的。雖然體積小，但能夠在空間中營造出溫暖的氛圍，讓人能悠閒地度過午茶時間。試著用小茶燭各式各樣的專用底座，來呈現不一樣的氣氛吧！

工具／　　　　　　　量杯、電子秤、電磁爐、矽膠湯匙、櫻花形狀矽膠模具、牙籤

材料（4～5個份）／　小茶燭容器、小茶燭專用燭芯、燭芯底座、底座貼紙、燭芯固定器、容器蠟燭用大豆蠟90g、柱狀蠟燭用大豆蠟30g、櫻花香精油12g、染料（紅色）

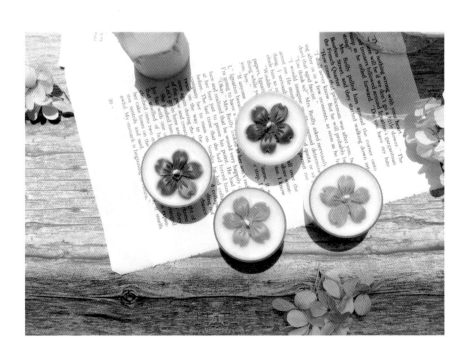

事先準備櫻花裝飾

1. 利用量杯，量測出30g已熔化的柱狀蠟燭用大豆蠟，並加入紅色染料調色。接著滴入3g櫻花香精油均勻混合。

2. 將液態蠟倒入矽膠模具中。

3. 蠟完全凝固前，在模具中央插入牙籤，做出為燭芯預留的孔洞。

4. 當蠟完全冷卻凝固後，即可小心地從模具中取出，並拔除牙籤。

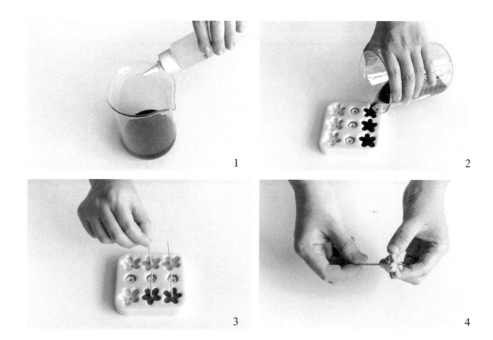

1

2

3

4

正式製作櫻花小茶燭

5. 將燭芯安插在燭芯底座上，並在底座貼上專用貼紙，固定於小茶燭容器底部的正中央。

6. 取出90g已熔化的容器蠟燭用大豆蠟至量杯中，滴入9g櫻花香精油，均勻攪拌混合。

7. 容器中倒入約莫80%滿的液體蠟。

   Tip 若將容器倒滿蠟液，便沒有多餘的空間可以擺放裝飾用櫻花蠟。

8. 利用燭芯固定器將燭芯位置固定於容器中央。

9. 當蠟液完全冷卻凝固後，便可將剩餘的蠟液填滿容器，並將步驟4的裝飾用櫻花蠟，穿過燭芯固定。

10. 當蠟完全冷卻凝固後，修剪燭芯至0.5～1cm高度。

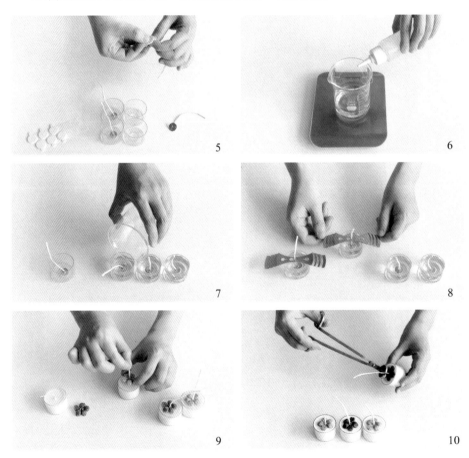

為環境盡一份心力

試著把家裡那些瓶瓶罐罐的容器，例如吃完洗乾淨的果醬玻璃罐、因設計很美而捨不得丟掉的飲料瓶、出現裂痕而再也無法使用的杯子、罐子、保養品空瓶等等，拿來當作蠟燭的容器或是底座。不僅能增添空間中的溫暖氛圍，還能對環境有益，不造成浪費又省錢。

1. 將玻璃罐清洗乾淨並擦乾水分，在預想的高度上貼雙面膠後，纏繞上繩子或細線。也可以運用不同材質的線來纏繞，例如毛線、棉繩等等，都是很好的選擇。

2. 可用姓名貼紙或標籤貼紙來做獨特的設計，例如寫上一些留言作為送人的禮物，或是標記上完成蠟燭的日期、該蠟燭的香味等等資訊。

3. 玻璃罐上塗滿不透光的廣告顏料，等待完全風乾後，利用砂紙在玻璃罐的表面輕輕摩擦，便可以製作出帶有復古風味的蠟燭底座。如果覺得一筆一筆塗滿玻璃罐底部的動作很麻煩，也可以直接在罐子中倒入壓克力顏料或是塗料，然後把罐子晃一晃，讓顏料均勻分佈在底部上。製作出的彩繪罐除了拿來當蠟燭底座，也可以作為獨特設計的花瓶。

4. 帶點懷舊感的廢紙或是碎布也可以拿來使用。將要改造的容器利用雙面膠或是熱熔膠，貼上這些布料或紙材，就可以讓本來平淡無奇的罐子擁有自我風格。活用手邊各種花紋花色的布料、不同質感的布料，甚至是乾燥花或植物等，就能塑造各個季節中的家飾重點。

5. 一些口徑大的玻璃罐或是鐵罐，則可以拿來當作小茶燭的底座。只要在這些容器的外圍，利用雙面膠或是熱熔膠貼上肉桂棒，並利用乾燥花或小碎布點綴，即可完成具個人特色的小茶燭底座。

夏日的香氛小物

The taste of summer

◇
因為是夏天

冰淇淋手工皂

ice cream mp soap

在家裡就可以輕鬆地動手做出滿滿夏日感的小裝飾。不過，千萬別吃進肚子裡，還是留給你的肌膚來享用吧！光用看的就令人覺得清涼，並帶著甜美的香氣，刺激所有感官饗宴的洗臉用品，讓我們來動手做做看。用點小聰明，來度過這炎炎夏日。

工具／	不鏽鋼量杯、玻璃量杯、電子秤、電磁爐、切皂刀、噴霧專用罐、矽膠刮刀、湯匙、冰淇淋形狀矽膠模具1個、免洗筷（或是夾子）、冰淇淋的棍子
材料（2～3個份）／	白色皂基300g、香草香精油3g、甘油9g、食用色素（粉紅色、紫色、藍色）、酒精

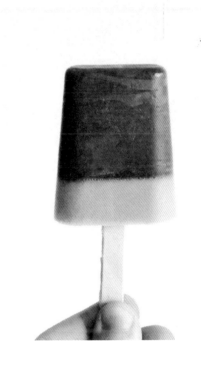

製作步驟

1. 將冰淇淋的棍子，夾入兩支免洗筷的縫隙中。

2. 把冰棍固定直立於模具中。

3. 在熔化好的300g白色皂基中，加入香草香精油以及甘油，並均勻混合。
   接著取出30g的皂液，加入色素攪拌。

4. 將皂液倒入模具中，並噴上少許酒精，去除表面生成的氣泡。

5. 當步驟4的皂液凝固後，再取30g熔化的皂液加入少許色素，調和成所需
   的顏色，倒入模具中。並噴上少許酒精去除氣泡。

   Tip　本範例中的冰淇淋手工皂，一個重量約莫100g，並以3層顏色來做堆疊，
   每種顏色大約使用30g的皂液來調配，因此重複步驟4〜5，即可做出三層設計。

6. 當皂體完全凝固後，從模具中取出使用。

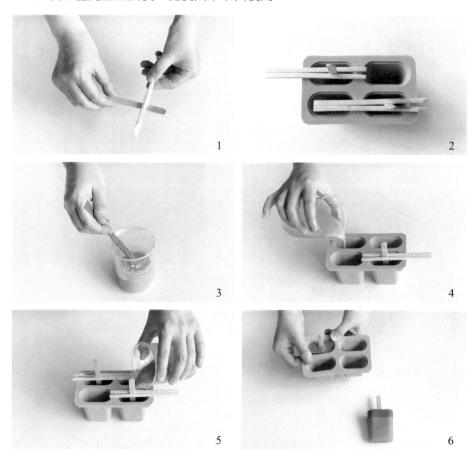

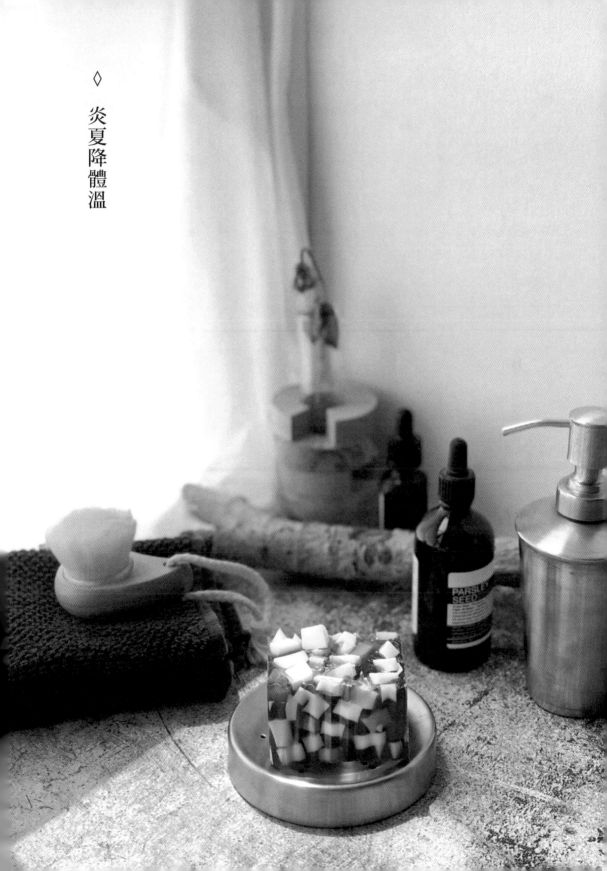

◇

炎夏降體溫

清涼手工皂

cooling mp soap

降低肌膚的溫度，才能讓肌膚保持健康。如果不能讓身體維持在一定的溫度，將會降低免疫力，可能就會讓自己暴露在各種傳染病的危險中。如果最適當的體溫為36.5°C，那麼肌膚表面的溫度則需維持在31°C。在悶熱的夏天，洗完澡通常會帶來暫時的清爽感，不過身體一下子就會變得黏答答，很不舒服。這個時候不如試著用清涼手工皂，來幫助肌膚降低1°C吧！

工具／	不鏽鋼量杯、電子秤、電磁爐、切皂刀、噴霧專用罐、矽膠刮刀、矽膠模具（500g）1個、壓克力切皂器
材料（4個份）／	透明皂基400g、白色皂基100g、薄荷精油4g、甘油10g、薄荷腦4g、青黛粉、酒精

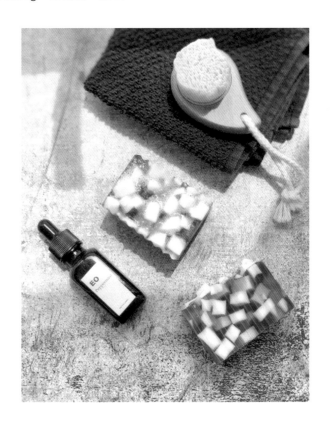

製作步驟

1. 把100g白色皂基切成適當大小，作為裝飾用皂塊原料備用。

2. 在熔化好的透明皂基中，加入青黛粉調製出所需顏色。接著加入薄荷腦使其均勻溶解於皂液中。

   Tip 也可先利用紙杯或是量杯，取出所需分量的薄荷腦，並加入少許酒精將其溶解，再倒入皂液中混合，選擇自己習慣的作業順序即可。青黛粉末添加的量越多，呈現的藍色便會越深，可以一點一點慢慢加入調整。

3. 將薄荷精油以及甘油滴入步驟2的皂液中。

   Tip 同時添加薄荷腦以及薄荷精油，可以讓清涼感加倍。手邊如果沒有精油，單獨添加薄荷腦也可以。

4. 將皂液倒入模具中約1/3的量。

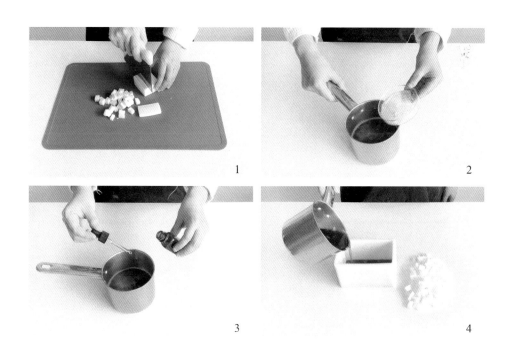

1

2

3

4

5. 噴上少許酒精，去除表面氣泡。

6. 擺放步驟1中的裝飾皂塊，再度噴上酒精去除氣泡。

7. 重複步驟4～6直至填滿模具。

8. 當皂體完全凝固後，從模具中取出。

9. 裁切成適當尺寸後，即可使用。

Making point

· 薄荷腦是由薄荷中含有的油脂，經過加工後而得出的原料，作為清涼成分、香料、藥材等，應用於保養品、牙膏、糖果等多種製品中。製作手工皂時，除去其他添加物的分量，取總皂體0.5～1%的分量添加即可。如果添加過量，可能會造成肌膚的刺激，請務必小心使用。

· 對於擁有敏感肌的人或是幼童，盡量不要添加薄荷腦。如果想使用薄荷腦，最好事先試用含有薄荷腦的手工皂，看看對肌膚是否有負擔，如果沒有，再取0.5～1%左右的分量添加即可。

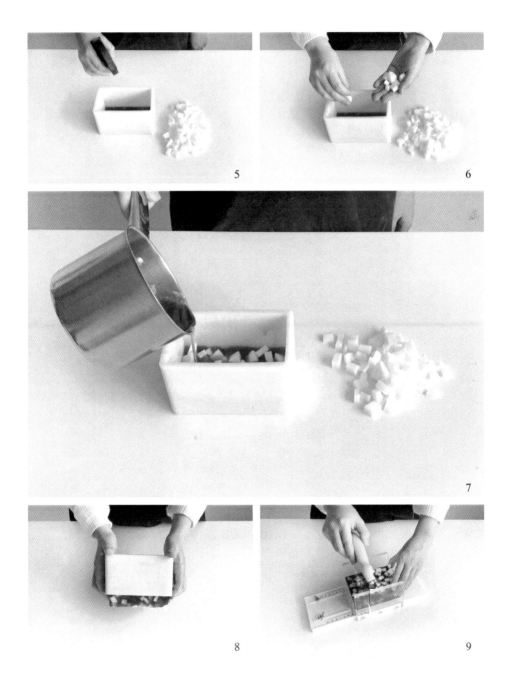

5

6

7

8

9

◇ 旅行的必備小物

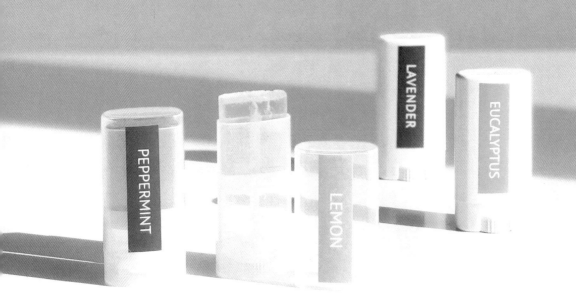

攜帶型手工皂

portable stick soap

大家應該都有遇過，旅途中或是長途出差過程中，路上經過的公共洗手間，不一定會提供洗手乳，可能會面臨無法清潔手部的問題。這時候你需要的，正是一個攜帶型肥皂棒。接下來，我們就要來製作能夠完美裝進隨身化妝包的大小，攜帶方便、使用也方便的肥皂棒。添加了天然精油，帶著淡淡的香氣，是外出時的必需品。

工具／	不鏽鋼量杯、玻璃量杯、電子秤、電磁爐、切皂刀、噴霧專用罐、矽膠刮刀、湯匙
材料（2個份）／	攜帶型旋轉棒容器、透明皂基30g、檸檬精油3g、甘油6g、食用色素（黃色）、酒精

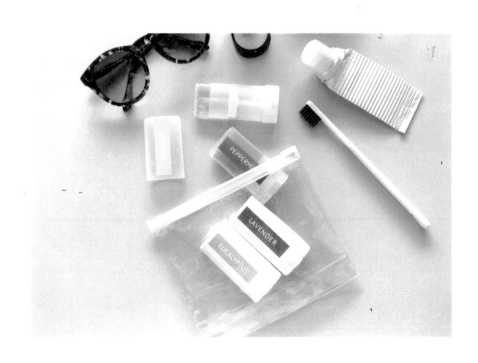

製 作 步 驟

1. 在攜帶型旋轉棒容器中噴上酒精消毒。

   Tip　無論是護唇膏容器、乳液罐、防曬棒容器等等，都可以拿來使用。每種容器的尺寸跟容量都有所不同。

2. 在熔化好的透明皂基中，加入食用色素，調配出所需的黃色。接著滴入檸檬精油與甘油，均勻攪拌至完全混合。

   Tip　也可以用其他的黃色天然粉末取代食用色素。

3. 將步驟2的皂液小心倒入模具中。

4. 並噴上少許酒精去除表面氣泡，待其凝固即完成。

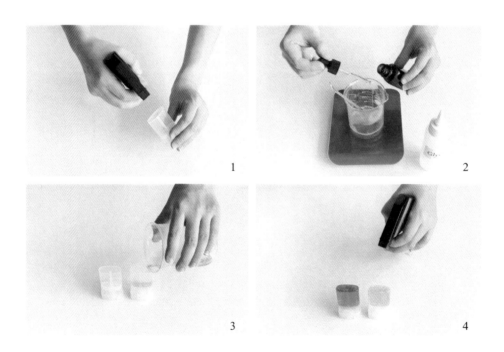

1　　2　　3　　4

◇

皂中的小玩具

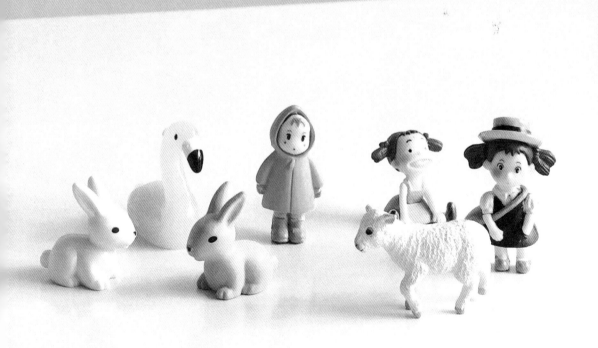

玩具手工皂

toy mp soap

試著跟放假的孩子們，一起動手製作手工皂吧！利用手邊的小公仔或玩具，就可以讓孩子們更津津有味地體驗製作過程。加上以天然溫和原料親手製作出的肥皂，能讓洗澡時間更加享受，真是個一舉兩得的做法呢！肥皂用完之後，裡面的小玩具也可以再度取出使用，對於討厭洗澡的孩子們，這可說是誘惑他們享受沐浴的魔法小道具。

工具／	不鏽鋼量杯、電子秤、電磁爐、切皂刀、噴霧專用罐、矽膠刮刀、湯匙、矽膠模具（4格）1個
材料（2個份）／	透明皂基200g、白色皂基100g、柑橘精油4g、甘油12g、酒精、小玩具

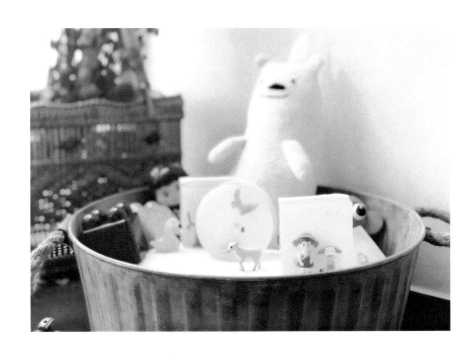

製作步驟

1. 在熔化好的透明皂基中，滴入3g柑橘精油以及9g甘油，均勻攪拌至完全混合。

2. 將步驟1的皂液，小心地倒入模具中約莫60%滿。

3. 表面噴上少許酒精去除表面氣泡。

4. 將準備好的小玩具正面朝下、顛倒放至模具中，待其完全凝固。

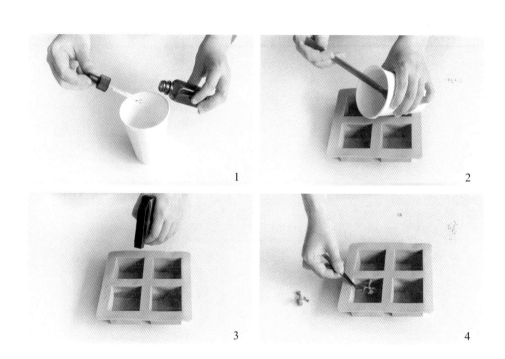

1

2

3

4

5. 另外熔化的白色皂基中，加入1g柑橘精油及3g甘油，均勻攪拌混合後，填滿模具中剩下的空間。

6. 表面噴上少許酒精去除表面氣泡。

7. 當皂體完全凝固後，即可從模具中取出使用。

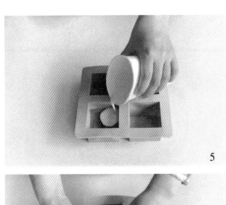

5

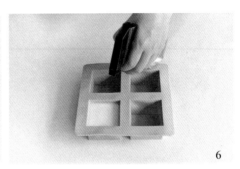

6

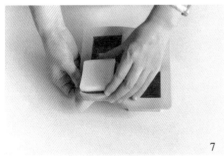

7

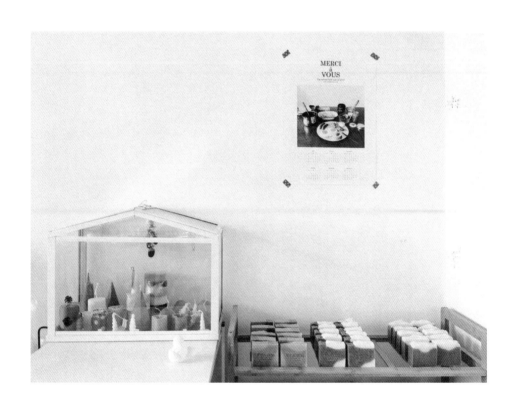

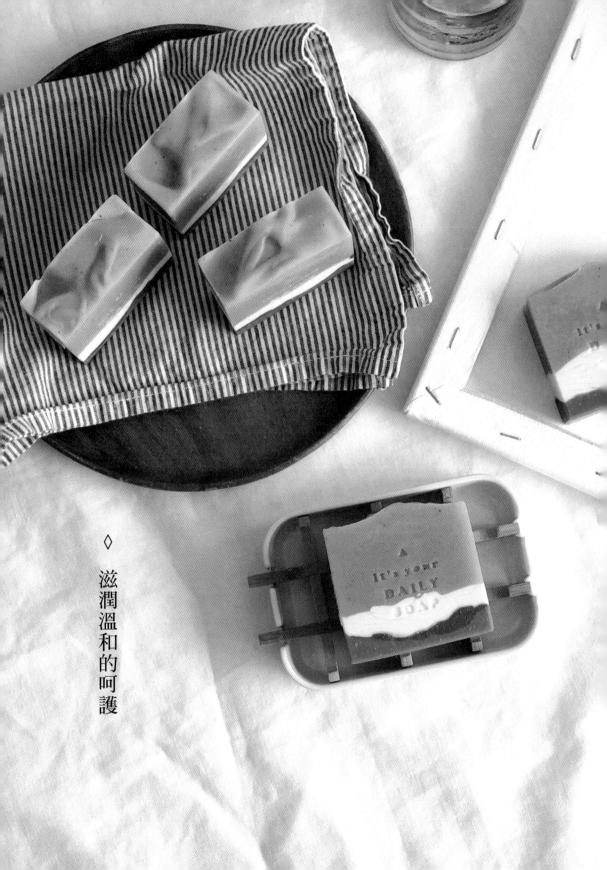

◇

滋潤溫和的呵護

西瓜手工皂

watermelon cp soap

一說到夏天，就會立刻聯想到西瓜，因為夏天就是要在電風扇前，大口大口地吃著西瓜才過癮。如同塞滿嘴裡讓人全身清涼的紅色果肉，不如就來做個水感滿分的西瓜造型手工皂吧。在容易皮脂分泌過剩，老是長滿粉刺痘痘的天氣裡，利用富含油酸的橄欖油，以及含有大量維他命的綠茶籽油，來幫助緩和並鎮靜肌膚的敏感問題。

工具／	不鏽鋼量杯、塑膠量杯、電子秤、矽膠刮刀、湯匙、溫度計、矽膠模具（1kg）1個
材料（約1kg）／	**基底油**｜椰子油250g、棕櫚油260g、橄欖油100g、綠茶籽油100g、蓖麻油30g
	鹼液｜水244g（總油脂量的33%）、氫氧化鈉106g（減鹼8%）
	精油｜葡萄柚精油15g、山雞椒精油5g
	添加物｜綠茶粉、氧化鐵紅、氧化鐵綠、二氧化鈦粉
	trace狀態｜第3～4階段

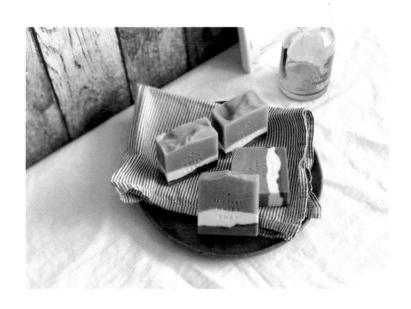

製作步驟

CP皂製作的基本步驟（製作鹼液～攪拌皂液）可參照32～33頁的內容

1. 將皂液分裝至3個不同的量杯中，各自加入所需的添加物，調配不同的顏色。

    Tip 分成綠色皂液200g（氧化鐵綠）、白色皂液200g（二氧化鈦粉）、紅色皂液600g（氧化鐵紅）。當然也可以根據個人喜好以及設計的西瓜樣式不同，自行調整各顏色的分量比例。

2. 在作為果肉部分的紅色皂液中，添加綠茶粉攪拌。

    Tip 如果沒有綠茶粉，也可以直接省略此步驟。

3. 將200g綠色皂液中的150g，小心地倒入模具中。

4. 剩餘的50g皂液，再添加氧化鐵綠，調配成更深的綠色後，利用刮刀刮取，在模具中以畫Z字型的方式，塗抹在各處。

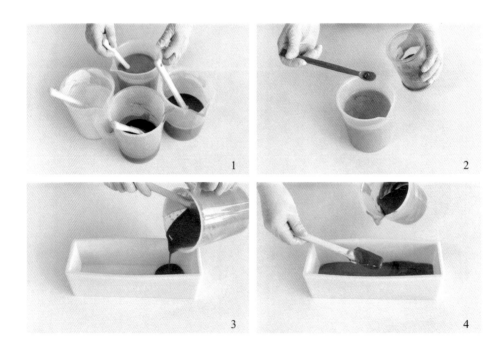

5. 接著在上方，小心地倒入200g的白色皂液。

6. 白色皂液上方，繼續慢慢倒入600g的紅色皂液。

7. 利用湯匙來回按壓表面，做出坑坑巴巴的樣貌。

   (Tip) 如果喜歡光滑平整的表面，可以省略此步驟。

8. 大致清理一下模具周邊環境後，蓋上蓋子進入保溫步驟。

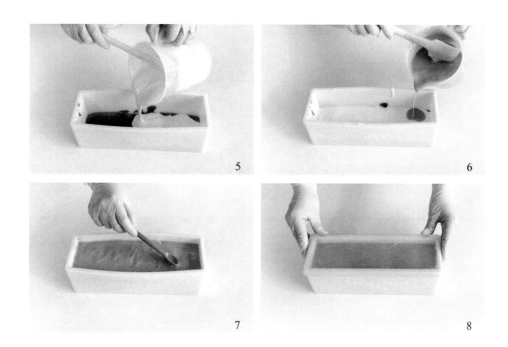

◇

驅趕蚊蟲的小物

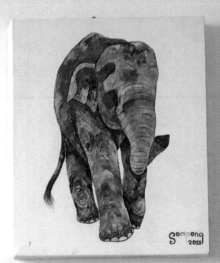

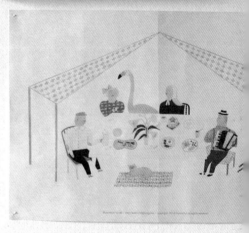

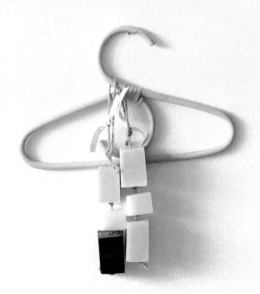

迷迭香蠟燭

rosemary candle

當平均氣溫開始來到攝氏30度以上，便是蚊蟲猖獗的時期。尤其是外出郊遊、露營等戶外活動時，更是不得不注意的問題。只要利用蚊蟲們最討厭的薄荷調精油，就可以製作出幼童、孕婦也可安心使用的驅蟲製品。為了讓攜帶更方便，可選擇小鐵盒來當容器，製作容器蠟燭。清爽的香氣，伴隨著燭芯霹靂啪啦燃燒的聲音，讓戶外的休閒時光更增添另一種風情。

工具／　　　　　　量杯、電子秤、電磁爐、湯匙、免洗筷、溫度計

材料（1個份）／　　小鐵盒、木質燭芯、燭芯底座、底座貼紙、大豆蠟120g、綠薄荷精油5g、尤加利精油4g、迷迭香精油3g、乾燥迷迭香

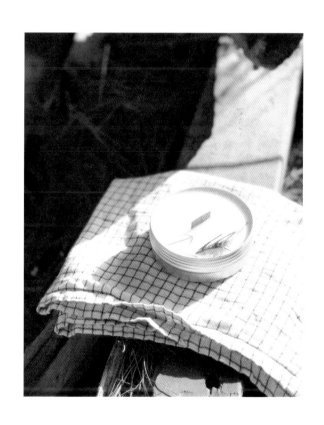

製作步驟

1. 將燭芯安插在燭芯底座上，並在底座貼上專用貼紙，固定於小鐵盒底部的正中央。

2. 利用免洗筷固定住燭芯位置，保持燭芯在容器的正中央。

3. 在溫度約為50度，已熔化的大豆蠟中，加入綠薄荷、尤加利、迷迭香精油，並均勻攪拌混合。

4. 小心將液體蠟倒入容器中。

5. 當蠟液漸漸凝固至呈現白色，即可將乾燥迷迭香裝飾於表面。

   (Tip) 如果沒有乾燥迷迭香，可以省略此步驟，或是用其他乾燥香草取代。

6. 當蠟完全冷卻凝固後，修剪燭芯至0.5～1cm高度。

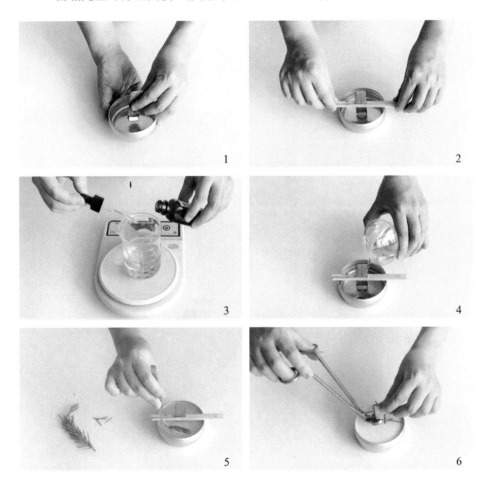

Making point

根據容器直徑大小的不同,選擇的木質燭芯尺寸也會跟著不同。當容器的直徑在4cm以下時,可選擇S號木質燭芯;而直徑在5～6cm的容器,必須搭配M尺寸;7～8cm直徑,則使用L尺寸;8～10cm直徑的容器,選擇XL尺寸的木質燭芯最為適當。如果使用過大尺寸的木質燭芯,可能會導致燃燒時產生過多黑煙,火苗過於旺盛,但如果使用的尺寸太小,又會只燃燒到中心部分的蠟燭,而產生隧道現象。

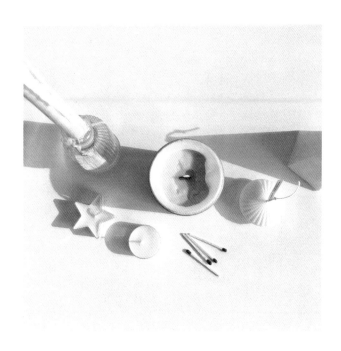

防蚊噴霧

---

anti mosquito spray

市面上販賣的防蚊蟲噴霧，通常味道過於濃烈，成分又令人難以放心。所以如果在悶熱的夏日裡，不太想要點燃香氛蠟燭的話，推薦可以使用防蚊噴霧。既可以噴灑在小蚊蚋或是蚊子常出沒的空間中，也可以帶到戶外使用。隨時噴灑在衣領或是身體四周，多少可以嚇退這些夏日的不速之客。透過馬鞭草或薰衣草精油的清新香氣，同時也能讓整個空間的氣氛煥然一新。

工具／　　　　　量杯、湯匙、電子秤

材料／　　　　　噴霧用容器、純水（或是薰衣草花水）70g、無水酒精
　　　　　　　　20g、馬鞭草（或是香茅）精油5g、薰衣草精油3g、檸檬
　　　　　　　　精油2g、乾燥迷迭香、酒精（消毒用）

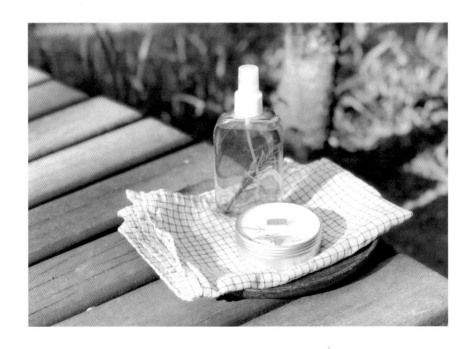

製作步驟

1. 容器中噴上酒精消毒。

   Tip 無論使用無水酒精或是一般酒精都可以。

2. 將乾燥迷迭香放到消毒過後的容器中。

   Tip 加入乾燥迷迭香更能添加一股淡淡的香草氣味。若是手邊沒有乾燥香草，也可以省略此步驟。

3. 量杯中倒入70g的純水（或是薰衣草花水），以及20g的無水酒精當作噴霧基底。

   Tip 薰衣草花水具有舒緩痘痘粉刺、過敏，或是受傷肌膚的功效。如果本成品預計會使用在幼兒周遭，或是近距離噴灑於皮膚上，建議可以使用薰衣草花水當基底。

4. 接著在基底中，加入馬鞭草、薰衣草、檸檬精油，並將其均勻混合。

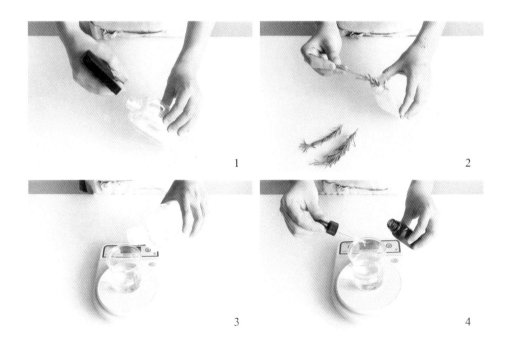

1   2

3   4

5. 將完成的噴霧溶液倒入容器中。

6. 修剪噴霧管至適當長度，旋緊後均勻搖晃即可使用。

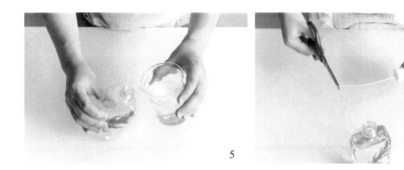

5   6

Making point

- 添加的精油分量，取總量的3～10%左右。

- 如果想要直接噴灑於肌膚上，最好事先做貼膚測驗。針對未滿週歲的幼兒，建議避免添加精油。若是未滿6歲的幼童，則將精油分量調整至總量的2～3%。而12歲以上，甚至是年長者，則可按照第一項的比例製作即可。

方塊芳香劑

---

cube air freshener

蚊子應該不只存在於戶外的露營地區吧？在此介紹大家能夠放置在每個地方驅逐蚊蟲，同時又能散發令人心情愉悅的香氛方塊肥皂芳香劑。以天然精油和手工皂為基底，不含任何人工化學成分，兼具環保與點綴居家生活的功能。除了露營時可以懸掛在帳篷中，也可以吊掛在家中蚊蟲常出沒的角落，或是窗邊來做使用。

工具／	不鏽鋼量杯、電子秤、電磁爐、切皂刀、噴霧專用罐、矽膠刮刀、湯匙、錐子、矽膠模具（100g）3個
材料（3～4個份）／	白色皂基500g、香茅精油30g、尤加利精油20g、檸檬草精油10g、酒精、食用色素（粉紅色、藍色、綠色、黑色）、繩子

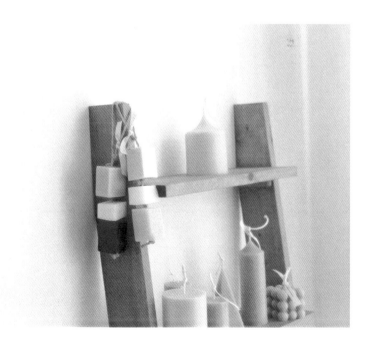

製作步驟

1. 在熔化好的白色皂基中，加入香茅、尤加利、檸檬草精油，使其與皂液均勻攪拌。

   Tip 如果喜歡透明感的手工皂，也可以用透明皂基取代。

2. 取出步驟2的皂液100g，加入色素調配出想要的顏色。

   Tip 本範例成品中，利用食用色素調製出粉紅色、天空藍、綠色、深藍色皂塊。利用白色皂基加上其他顏色，可以調製出馬卡龍色系，一邊調整添加分量，即可調整顏色深淺。深藍色是利用透明皂基加入黑色色素以及藍色色素調製而成。當然，也可以什麼色素都不加，直接使用步驟1的純白皂液。

3. 將皂液小心地倒入模具中。

4. 表面噴上少許酒精去除表面氣泡。

   Tip 重複步驟2～4，製作出多個不同顏色的皂塊。除了四方形外，也可用其它形狀的模具來製作。

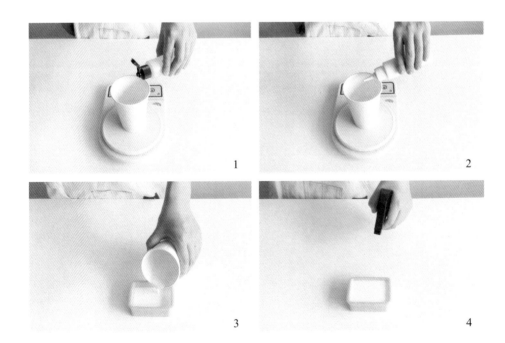

1

2

3

4

5. 當皂液完全凝固後，從模具中取出，用切皂刀裁切成適當的尺寸。

6. 利用錐子等尖銳的道具，刺穿皂塊的中央位置，做出孔洞。

7. 將完成好的方塊手工皂，以繩子連接串起，可吊掛於喜歡的地方。

　　Tip　如果想要直接放在芳香包（或是網子）中，可以省略步驟6～7。

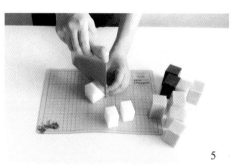

5

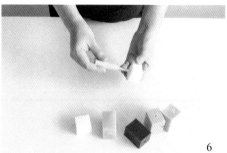

6

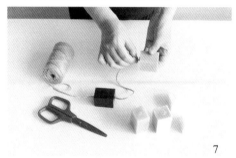

7

Making point

- 添加的精油量大概取皂基總量的5～10%左右，根據擺放空間大小的不同來做量的增減。

- 由於此成品原料為皂基，可能在高溫環境下有熔化的疑慮，因此不建議作為車內芳香劑使用，放在一般室內或起居空間即可。隨著時間過去，香味濃度會漸漸消散。

秋日的香氛小物

The taste of autumn

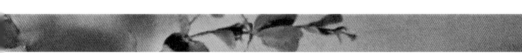

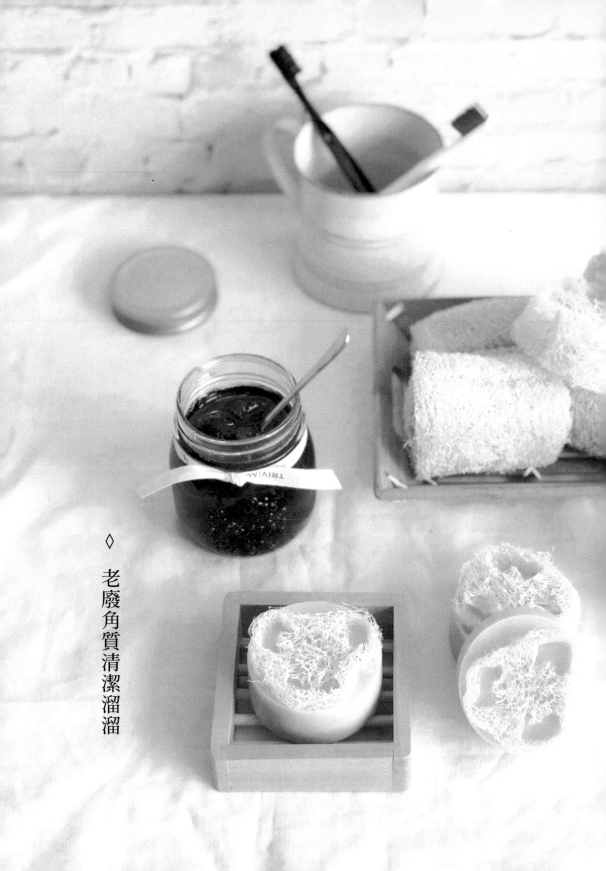

◇

老廢角質清潔溜溜

絲瓜手工皂

luffa mp soap

迎接秋日到來的同時，也一起擺脫累積了一整個夏天的髒髒角質吧！我們的肌膚，為抵抗強烈的紫外線，在夏天會長出一層厚厚的角質。然而隨著換季的到來，這層變厚的角質卻導致水分流失，也讓肌膚的透明感消失而變得暗沉。雖然角質是為了保護肌膚而存在，但過度增生的情況下，反而會讓皮膚長出痘痘粉刺，破壞肌膚原本的紋理，所以需要好好地清潔保養。不妨試著在手工皂上，加上一塊絲瓜天然乾燥後形成的菜瓜布，用來好好地去除腳後跟、手肘等粗糙部位的角質，讓全身上下煥然一新，常保柔嫩。

工具／	不鏽鋼量杯、電子秤、電磁爐、切皂刀、噴霧專用罐、矽膠刮刀、湯匙、矽膠模具3個
材料（3個份）／	白色皂基300g、天然菜瓜布3片、綠薄荷精油3g、小麥草粉、甘油9g、酒精

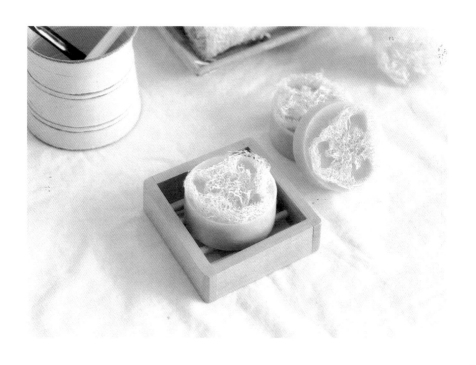

製作步驟

1. 把天然菜瓜布依照模具尺寸裁切成適當大小。

2. 在熔化好的白色皂基中，加入少許小麥草粉混合。

   Tip 小麥草粉富含維他命、礦物質、氨基酸、葉綠素等，能讓肌膚細胞再生或恢復的養分，讓肌膚能夠再次展現透亮，也具收縮毛孔之效，因此可用來當作敷臉材料。小麥草粉末添加越多，綠色濃度就會越明顯，可根據自己所需，調整添加量。

3. 將綠薄荷精油以及甘油滴入步驟2的皂液中，均勻攪拌。

4. 把剛剛裁切好的菜瓜布，塞進模具中，一格放一塊菜瓜布。

5. 小心地將皂液倒入模具中。

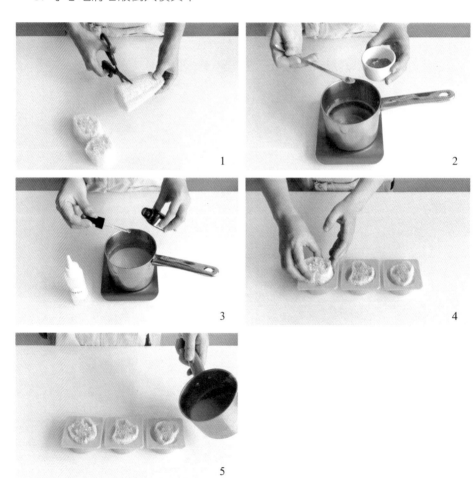

6. 噴上少許酒精，去除表面氣泡。

7. 當皂體完全凝固後，即可從模具中取出使用。

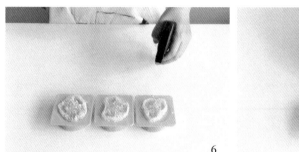

6   7

Making point

· 絲瓜的外觀很像一條巨大的小黃瓜，果肉看似飽滿，但當風乾之後，中心只會剩下網狀般的纖維物質。絲瓜擁有緩解過敏、敏感症狀的功效，其汁液本身具高保濕力，還可預防老化現象，是個適合肌膚使用的植物。成分中富含皂素及膳食纖維，因此也常添加於減肥食品中。

· 乾燥過後的絲瓜，雖然觸感上摸起來很粗糙，但把它放入水中後，質感會變得柔軟。當手邊沒有沐浴球時，利用絲瓜手工皂搓出泡沫，接著洗刷身體，便可同時去角質。利用菜瓜布來取代沐浴海綿，使用期限最少6個月，最長則可長達1年。還可以用來當作洗碗的刷子，無需擔心塑膠微粒的問題。另外，由於菜瓜布乾燥快速的特性，也可用來當肥皂盤。若因為摸起來的觸感粗糙，而不敢直接用來洗臉的話，也可以利用黑糖來去臉部角質。關於黑糖去角質的作法，可參考227頁的內容。

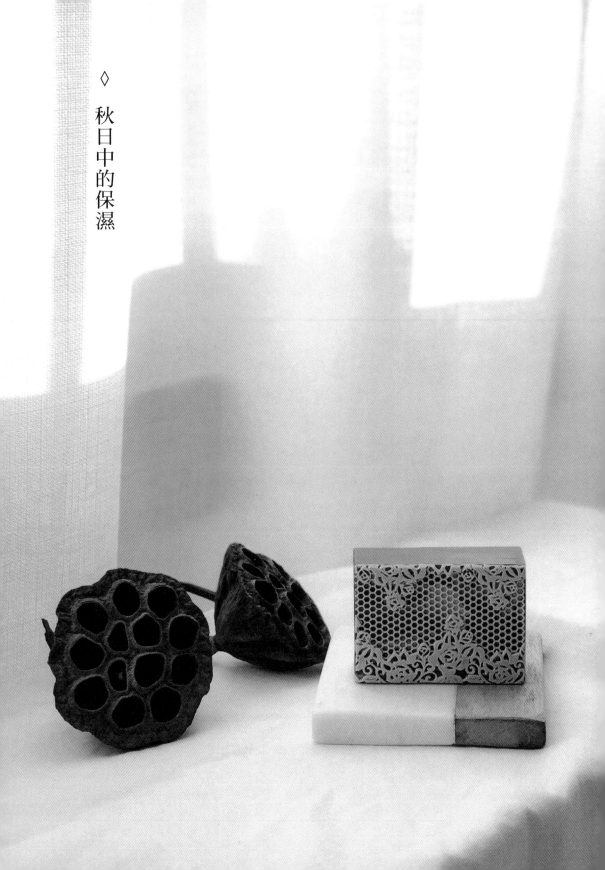

◇

秋日中的保濕

洗臉手工皂

cleansing cp soap

換季的天氣，總是白天燥熱，晚上卻又突然變得涼爽。肌膚也隨之變化，早上還光滑柔嫩，太陽一下山，涼颼颼的天氣就讓皮膚變得緊繃又乾燥。因此當秋天到來，就需要好好保養失去彈性而粗大的毛孔，以及乾燥缺水的肌膚。本配方中，將能夠吸附皮膚油脂的粉紅礦泥成分，以及有效去除毛孔中老廢物質的木炭粉入皂，製作出保水又能達到清潔效果的洗臉皂。

工具／　　　　　　不鏽鋼量杯、塑膠量杯、電子秤、矽膠刮刀、溫度計、
　　　　　　　　　刀子（或一般刮刀）、矽膠蕾絲造型模具1個、矽膠模具
　　　　　　　　　（1kg）1個、剪刀

材料（約500g）／　**基底油**｜椰子油120g、棕櫚油110g、夏威夷果仁油90g、
　　　　　　　　　葵花籽油20g
　　　　　　　　　鹼液｜水119g（總油脂量的35％）、氫氧化鈉50g（減鹼
　　　　　　　　　7％）
　　　　　　　　　精油｜茶樹精油10g
　　　　　　　　　添加物｜木炭粉、粉紅礦泥粉
　　　　　　　　　trace狀態｜第2階段

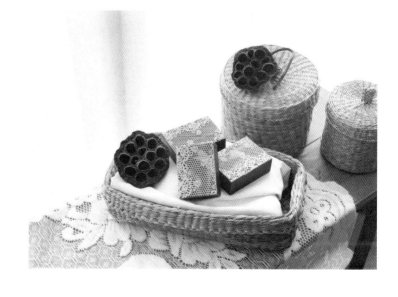

製作步驟

CP皂製作的基本步驟（製作鹼液～攪拌皂液）可參照32～33頁的內容

1. 根據矽膠方格模具底部的大小，將蕾絲花紋模具裁剪至相同尺寸。

    Tip 本次配方中，為做出較為長而寬的形狀，因此模具選擇1kg的容量。根據個人喜好，也可選擇500g模具使用。

2. 在倒入調配好的皂液前，先將蕾絲花紋模具放入1kg模具中，確認尺寸無誤。

3. 將攪拌好的皂液分成50g以及450g，各自分裝在兩個不同量杯中。前者加入粉紅礦泥粉，後者加入木炭粉，調製成需要的顏色深淺。

    Tip 使用添加物來調配顏色的方法，可參照39頁的內容。

4. 取出剛剛調配好的粉色皂液，用刀子均勻塗抹在蕾絲花紋模具上，把皂液鋪平後，再把邊緣多餘的皂液去除。

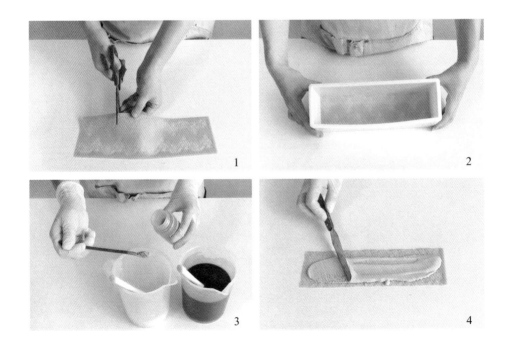

5. 將塗滿皂液的蕾絲模具，小心地置於1kg的模具底部。

6. 接著在模具中慢慢地倒入黑色皂液。

7. 大致清理一下模具周邊環境後，蓋上蓋子進入保溫步驟。

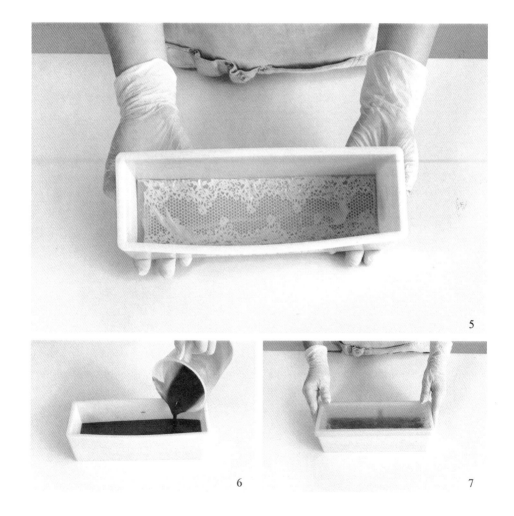

5

6　　　　　　　　　　　　　　　　7

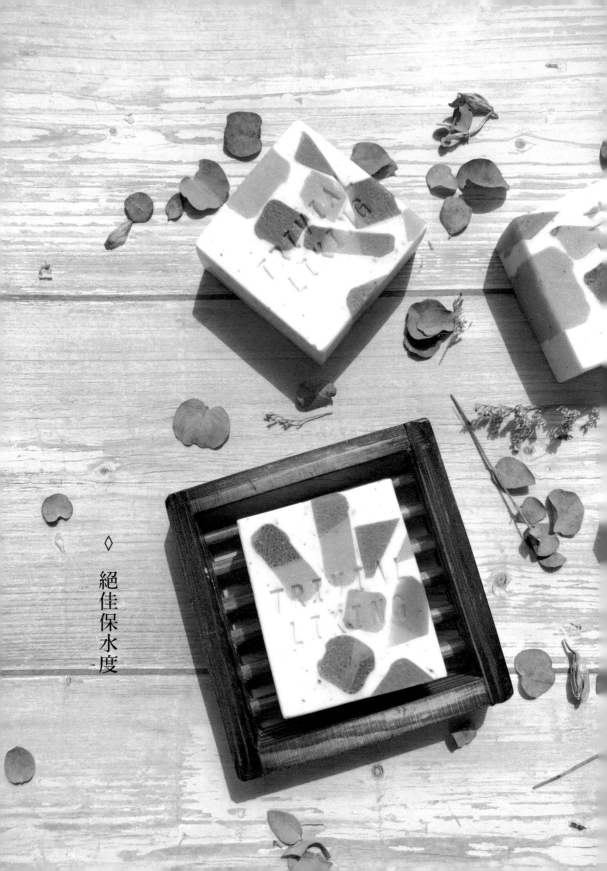

◇

絕佳保水度

燕麥手工皂

oatmeal cp soap

在每天的溫度、濕度都有著極大變化的換季中，無法跟著適應這樣差異的肌膚，總是會變得脆弱敏感。這種時候，充分的保濕，才是解決肌膚問題的王道！過度的清潔，只會使得肌膚的水分流失更快。所以本配方中，利用了富含維他命、礦物質的燕麥粉，就能在不給予肌膚刺激負擔的情況下，卸除老廢角質。另外，將燕麥粉與其他五穀雜糧粉混合後，用來當敷臉面膜，對乾燥肌膚來説也是非常有效的居家護理喔！

工具／	不鏽鋼量杯、電子秤、矽膠刮刀、溫度計、切皂刀、矽膠模具（1kg）1個
材料（約1kg）／	**基底油**｜椰子油140g、棕櫚油180g、甜杏仁油60g、橄欖油30g、葵花籽油25g、葡萄籽油25g
	鹼液｜水161g（總油脂量的35%）、氫氧化鈉65g（減鹼8%）
	精油｜柑橘精油10g、檸檬精油3g、乳香精油2g
	添加物｜燕麥粉、二氧化鈦粉
	trace狀態｜第2階段
	裝飾用皂塊（約300g）
	基底油｜椰子油50g、棕櫚油90g、甜杏仁油25g、橄欖油15g、葵花籽油10g、葡萄籽油10g
	鹼液｜水70g（總油脂量的35%）、氫氧化鈉28g（減鹼8%）
	添加物｜氧化鐵綠（或綠茶粉）、群青粉紅氧化鐵（或百年草、粉紅礦泥粉）、氧化鐵藍（或青黛粉）、氧化鐵黑（或木炭粉）
	trace狀態｜第2階段

製作步驟

CP皂製作的基本步驟（製作鹼液～攪拌皂液）可參照32～33頁的內容

事先準備裝飾用皂塊

1. 將備好的CP皂，長度裁切至與模具相同。

   Tip 可如同範例中，將一整塊的手工皂裁切後使用。也可以一開始就直接使用長型的模具來製作裝飾用皂塊，省略裁切步驟。

2. 裁切好的皂條，用手把表面捏成凹凹凸凸的形狀。

   Tip 這個步驟是為了讓整體造型看起來更手工感與自然，所以讓每根皂條呈現出來的粗細都不一樣是最好的。不過如果喜歡原本裁切後的四方柱狀，也可以省略這個步驟。

3. 最後再將皂條放到模具中確認長度，如果超過，就裁去多餘部分。

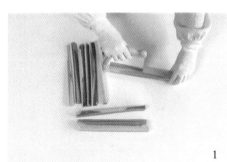

1

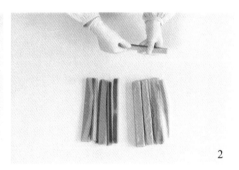

2

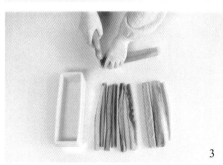

3

正式製作燕麥手工皂

4. 加入二氧化鈦粉，將皂液調製成白色。

    Tip 使用添加物來調配顏色的方法，可參照39頁的內容。

5. 攪拌好的皂液中，添加少量燕麥粉混合。

6. 將皂液倒入一些至模具中。

7. 接著小心地放入幾條裝飾用皂條，再倒入一些白色皂液。將此過程重複
    數次，分批倒入白色皂液，並在每一層間放入裝飾皂條。

    Tip 擺放裝飾皂條時，要小心不要全放在同一邊擠成一大團。

8. 大致清理一下模具周邊環境後，蓋上蓋子進入保溫步驟。

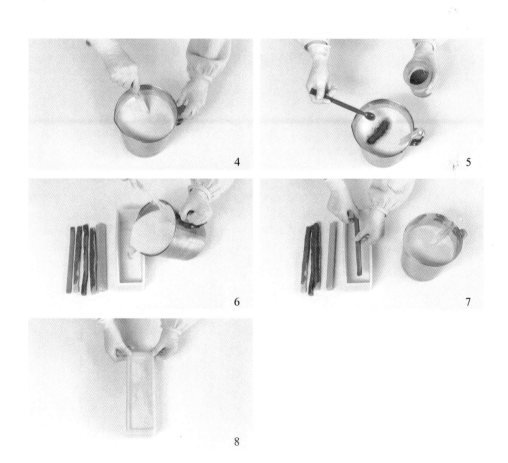

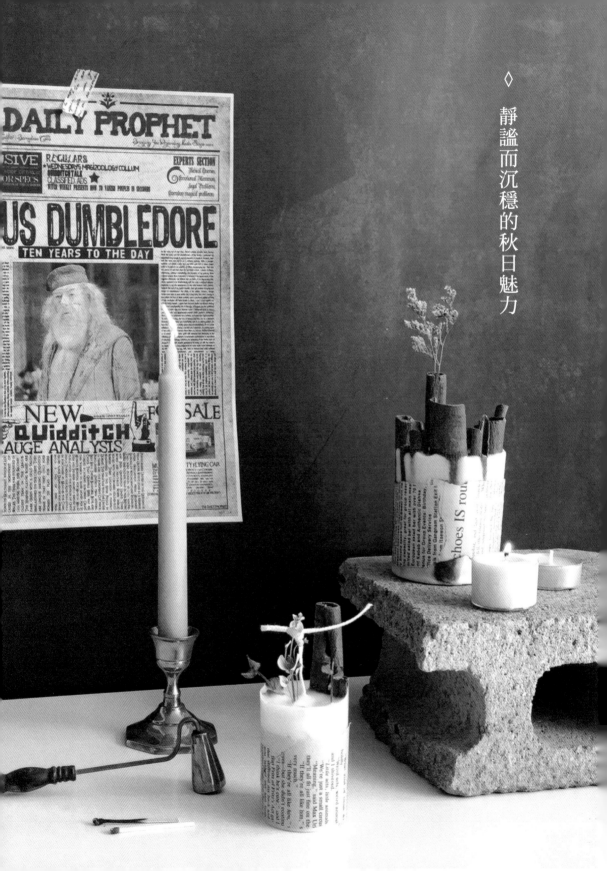

靜謐而沉穩的秋日魅力

肉桂香氛蠟燭

cinnamon candle

華麗的夏日盛宴結束，徐徐的涼風吹拂臉上，總會引人陷入深深的思緒中。儘管外頭那溫暖的秋日陽光，晴朗而高遠的藍天依然美麗誘人，但不知道為什麼，秋天就是給人適合泡一壺熱茶，手裡拿著一本書籍閱讀，類似這樣的印象畫面。或者又如爽脆清甜的蘋果、縈繞在鼻頭刺激嗅覺的那一抹肉桂香氣等，給人這樣的感官饗宴。不如，就讓我們來試著做出能夠代表如上述秋天的沉靜氛圍蠟燭吧。

工具／	量杯、電子秤、電磁爐、湯匙、溫度計、離型劑、圓柱狀PC模具1個、免洗筷（或燭芯固定器）、萬能無痕粘土（固體黏著劑）、燭芯剪
材料（1個份）／	純棉燭芯（3號）、柱狀蠟燭用大豆蠟200g、肉桂葉精油15g、雪松精油5g、肉桂棒、乾燥花（可省略）

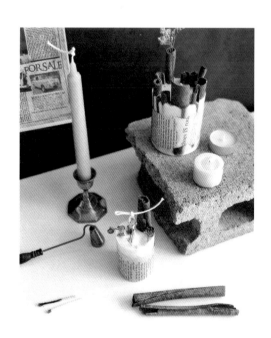

製作步驟

1. 圓柱PC膜內層中，均勻噴灑上離型劑。

2. 將燭芯穿過模型底部的孔洞後，用萬能無痕粘土（固體黏著劑）將孔洞周圍都堵住，避免液體蠟從中流出。

3. 利用免洗筷，將燭芯固定在模具正中央的位置。

4. 透過量杯，量測出200g的柱狀蠟燭用大豆蠟，加熱將其熔化後，當溫度降到50～60度左右，便可滴入肉桂葉精油以及雪松精油混合。

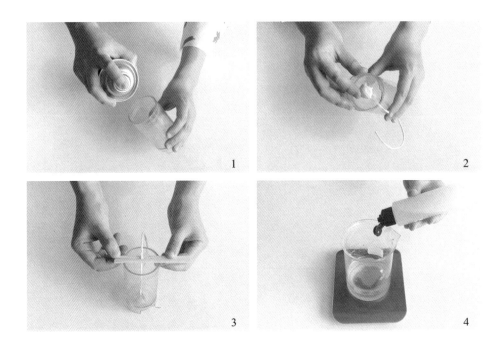

5. 將混合好的液態蠟倒入模具中至約70%～80%滿。

   （Tip）為留一些空間給稍後要插入模具中的裝飾用肉桂棒，因此刻意不將模具一次倒滿。

6. 當模具底部的液體蠟顏色變白，開始凝固後，便可插入肉桂棒，以及乾燥花等裝飾材料。

7. 蠟完全凝固成固體後，取下模具底部的萬能無痕粘土。從另一側拉著燭芯，慢慢將蠟燭脫離模具外。

8. 剪去多餘的燭芯長度。

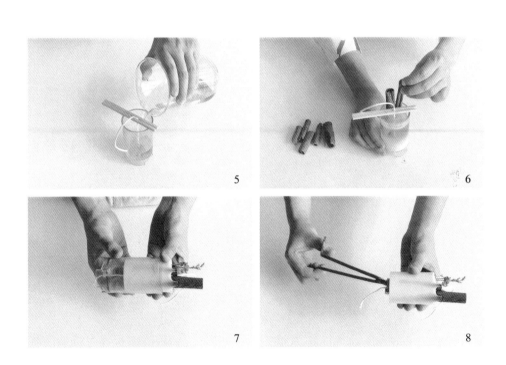

◊

不凋零的雋永之美

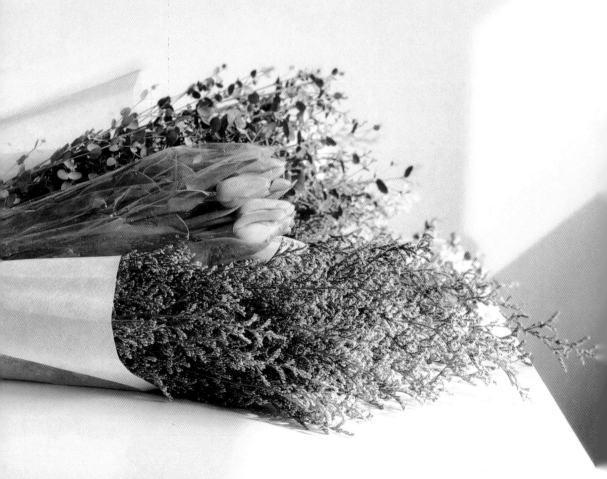

乾燥花香氛蠟燭

flower objet candle

通常香氛蠟燭的用途，是為了點上火苗後，能讓香氣環繞在空間中。不過在此，我希望可以製作一個就算不去點燃它，單單是放在餐桌或是架子上，就能成為點綴居家空間的家飾品，或是不斷地散發出淡淡香氛的芳香用品。利用乾燥花所製作出的香氛蠟燭，甚至能成為療癒身心的生活雜貨。不如就趕快來動手做出一個，能夠讓每段回憶更為加分的乾燥花香氛蠟燭吧！

工具／	量杯、電子秤、電磁爐、湯匙、溫度計、鑷子、免洗筷、離型劑、圓柱狀PC模具1個、萬能無痕粘土（固體黏著劑）、燭芯剪
材料（1個份）／	純棉燭芯（3號）、柱狀蠟燭用大豆蠟200g、萊姆精油16g、茴香精油4g、乾燥花

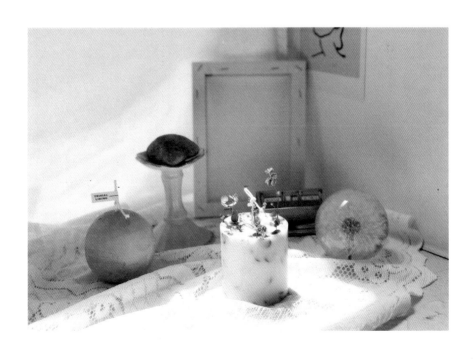

製作步驟

1. 圓柱PC膜內層中,均勻噴灑上離型劑。

2. 將燭芯穿過模型底部的孔洞後,用萬能無痕粘土(固體黏著劑)將孔洞周圍堵住,避免液體蠟從中流出。

3. 利用免洗筷,將燭芯固定在模具正中央的位置。

4. 準備好要用來裝飾的乾燥花,並修剪莖枝至適合長度。

5. 透過量杯,量測出200g的柱狀蠟燭用大豆蠟,加熱將其熔化後,當溫度降到50～60度左右,便可滴入萊姆精油以及茴香精油混合。

6. 將剛剛修剪完,多餘的乾燥花枝葉、掉落的小花苞等,加入液態蠟後簡單攪拌,即可小心地倒入模具中。

   Tip 直接把乾燥花加入液體蠟中混合,可以得出整個蠟燭都遍佈乾燥花的自然造型效果。不過其實接下來步驟7中的裝飾也已足夠,所以這個步驟可做可不做。

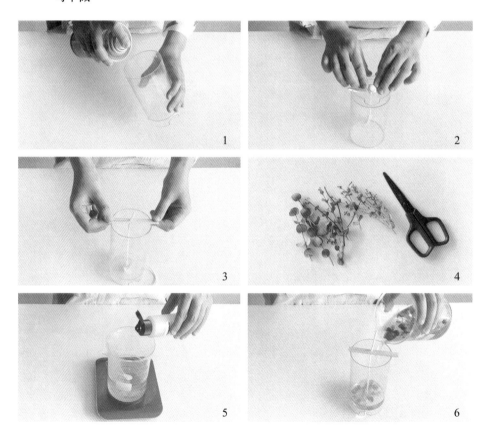

7. 當模具底部的液體蠟顏色變白，開始凝固後，便利用鑷子將乾燥花擺上合適的位置並固定，同時再點綴一下表面。

8. 蠟完全凝固成固體後，取下模具底部的萬能無痕粘土。從另一側拉著燭芯，慢慢將蠟燭脫離模具外。

9. 剪去多餘的燭芯長度。

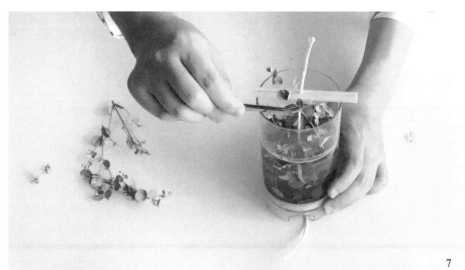

7

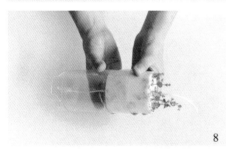

8

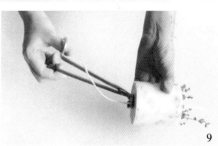

9

Making point

· 如果沒有模具，也可以利用手邊現有的容器製作。可直接參考103頁製作櫻花蠟燭的作法。

· 當乾燥花擺放的位置離燭芯太近時，有可能蠟燭燃燒的過程中，會燒到乾燥花使其焦枯，因此安排裝飾位置時，需要非常注意。

乾燥花擴香片
———
flower perfumer

讓空間充斥著自己喜歡的香味吧。這淡淡的香氛，能讓一整天的開始充滿活力，還能用溫馨的方式來劃上一天的句點。甚至這美好的氛圍，也能因致贈給特別的人，讓日子都變得特殊了起來。除了讓居家空間都能飄散著芬芳香味的功能之外，還有比乾燥花擴香片（擴香蠟片），同時滿足我們視覺和嗅覺感官饗宴的生活雜貨嗎？

工具／	量杯、電子秤、電磁爐、湯匙、剪刀、溫度計、擴香蠟片用模具、熱風槍
材料（1個份）／	蜂蠟24g、柱狀蠟燭用大豆蠟16g、伯爵茶香精油4g、乾燥花、緞帶

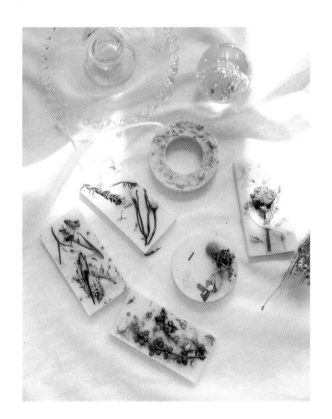

製作步驟

1. 加溫熔化蜂蠟及柱狀蠟燭用大豆蠟至60度，加入伯爵茶香精油。

   （Tip）這裡也可使用單一蠟種作為材料。若單純使用蜂蠟，成品會呈現半透明狀並偏硬；倘若單純使用大豆蠟，質感則會偏軟。所以如果希望成品的硬度稍微高一點，可以像本配方中，添加一點蜂蠟來增加硬度。

2. 修剪乾燥花的尺寸至適合大小。

3. 將液體蠟倒入模具中。

   （Tip）可參考例圖，再取一個相同模具，放入乾燥花，事先調整設計的樣式。

4. 當模具底部的蠟顏色變白，開始凝固後，便可擺上乾燥花裝飾。

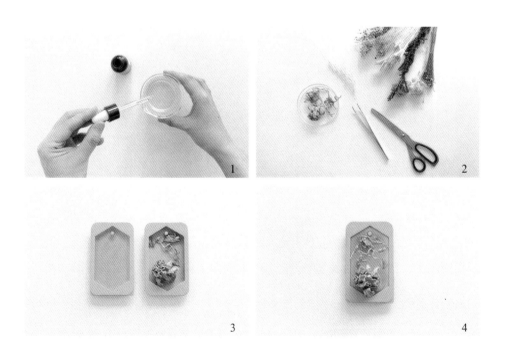

5. 如果成型後的蠟片表面不夠平整，可以利用熱風槍稍稍加熱表面使其熔化，撫平表面的凹凸不平處。

Tip 小心熱風槍的高溫，可能會讓乾燥花枯焦。

6. 蠟片完全凝固後，即可從模具中取出，並穿上緞帶當作裝飾。

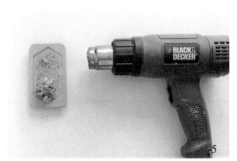

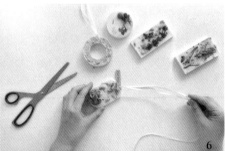

Making point

· 製作乾燥花擴香片時，比起鮮花，使用乾燥香草、乾燥花、永生花等風乾後的植物更為適合，畢竟鮮花經過一段時間，顏色、質感都會變樣。因此，當收到鮮花禮物時，不妨可將其風乾，留下來下次使用。

· 擴香蠟片不適合作為車內芳香劑，因為夏天車內的溫度容易過高，可能會導致蠟片熔化。

· 除了乾燥花外，小貝殼、松果、落葉等各種材料，都可以用來裝飾。

能夠永久收藏的乾燥花

除了花瓣的部位外，葉子、根莖等等經過乾燥步驟，做成裝飾觀賞用的植物，都統稱為乾燥花。接下來就為大家介紹如何將其風乾，保存在手邊長久裝飾的方法吧。

1.去掉多餘包裝，並將其整理

如果不拿掉包裝紙，直接風乾的話，可能會讓水分較多的部位，如莖、葉子等處發霉。把外部的包裝撤掉後，先將比較大朵花的枝節交錯擺放，再將小朵花可能已經打結的枝節一根根解開。另外，由於鮮花葉子的水分較多，建議在風乾之前，可以先摘去部分的葉子。

2.擺在陰涼通風，較為乾燥的地方風乾

在家裡最簡單就能風乾鮮花的方法，就是把花倒掛懸吊在鐵網或是繩子上。如果直接將花掛在牆上，可能會壓到花瓣，或是靠在牆的部分因為不通風而爛掉。所以風乾時，務必要讓四周保持一定空間。

3.請倒吊著掛起

將花束倒著掛，才不會讓莖枝彎曲，風乾後還能維持好看的形狀。如果花束太大，可以分成好幾束，用鐵絲或是橡皮筋綁起來，利用S型吊環，吊在天花板、櫃子、衣架、曬衣架之類的地方。

4.將乾燥時間縮短，才能維持好看的顏色

如果風乾的時間太長，或是直接放在陽光照射處，花瓣的顏色可能會變淡。當然，越大的花朵，所需的風乾時間越長，所以一開始可以先從小支、水分較少的花朵練習風乾技巧。例如星辰花、滿天星、尤加利葉、千日紅等，這類的植物風乾失敗率比較低。

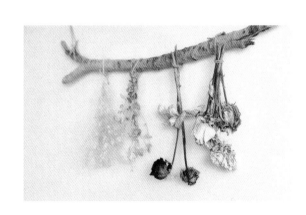

◇ 營造溫馨氣氛的蜂蠟蠟燭

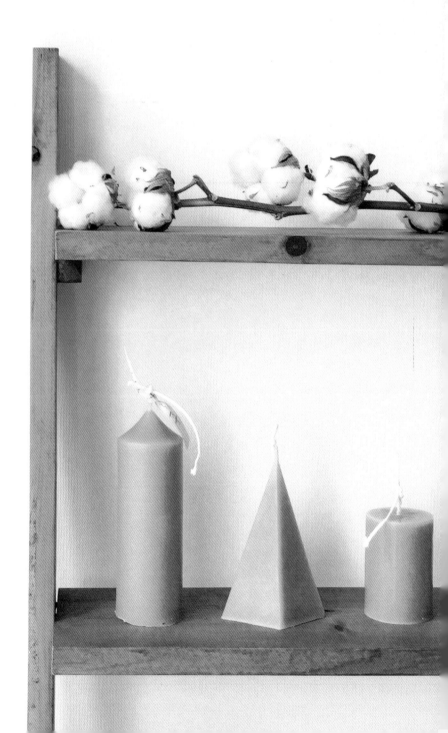

蜂巢片蠟燭

beeswax sheet candle

也被稱為「蜜蠟」的蜂蠟，是蜜蜂們為了建蓋蜂巢而分泌出的物質，內含天然抗菌物質－蜂膠，同時散發著淡淡的蜂蜜香。如果不喜歡市面上販售添加人工香料的芳香劑，蜂蠟會是一個不錯的選擇。將薄薄一片的蜂蠟捲成圓筒狀，簡單就能做出香氛蠟燭。可以捲成細長一條，做成生日蠟燭，也可以用好幾層來捲出巨大的蜂蠟蠟燭。直接插到燭台上，就是一個溫馨的居家裝飾。製作蜂巢片蠟燭完全不需要加熱或用火，因此可以跟孩子們一起動手製作。

工具／　　　　　剪刀、吹風機

材料／　　　　　純棉燭芯（2號）、蜂蠟片

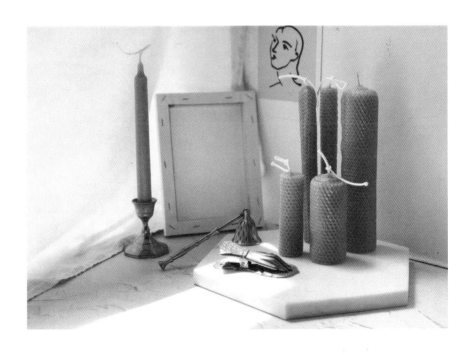

製作步驟

1. 將燭芯長度裁剪至適合蜂蠟片的尺寸。

2. 利用吹風機，低溫慢慢地讓蜂蠟片變軟。

   (Tip) 小心，如果吹風機的溫度過高，可能會導致蠟片熔化。

3. 把燭芯擺到蠟片的一端，從底部開始輕輕推壓，捲起蠟片把燭芯固定在中間，確定燭芯不會掉出來。

4. 持續用吹風機低溫，讓蠟片變軟，一邊將蠟片捲成圓柱狀。

5. 加熱蠟片底部，並緊壓使其固定。

6. 修剪掉多餘的燭芯長度即可完成。

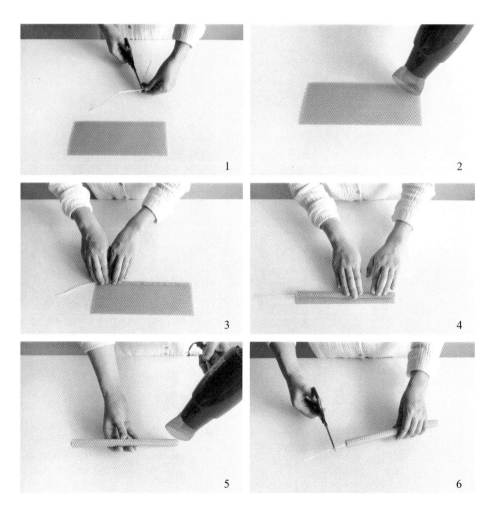

柱狀蜂蠟蠟燭

beeswax pillar candle

蜂蠟除了片狀之外，還有精製與非精製的類型。精製過的蜂蠟為白色，可以混合其他染料調配成各種顏色，而非精製過的蜂蠟則呈現淡淡黃色，可以直接製作成黃色蠟燭。不如就讓我們來試著做出帶著天然蜂蜜香的香氛蜂蠟蠟燭吧。

工具／　　　　　量杯、電子秤、電磁爐、矽膠刮刀、圓柱狀PC模具、離型劑、萬能無痕粘土（固體黏著劑）、燭芯固定器、燭芯剪

材料／　　　　　純棉燭芯（3號）、非精製蜂蠟200g

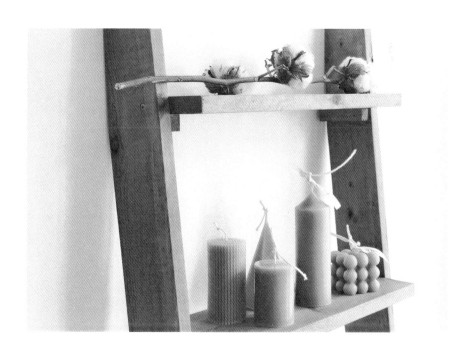

製作步驟

1. 圓柱PC膜內層中，均勻噴灑上離型劑。

   (Tip) 若選擇使用矽膠製的模具，即使不噴離型劑，也能簡單將蠟燭脫模。但若是PC製的模具不噴上離型劑，當蠟燭冷卻凝固後，脫模會變得很不容易。

2. 將燭芯穿過模型底部的孔洞後，用萬能無痕粘土（固體黏著劑）將孔洞周圍都堵住，避免液體蠟從中流出。

3. 利用燭芯固定器，將燭芯固定在模具正中央的位置。

4. 把熔化的蜂蠟，小心地倒入模具中。

5. 蠟完全凝固成固體後，取下模具底部的萬能無痕粘土。從另一側拉著燭芯，慢慢將蠟燭脫離模具外。

6. 剪去多餘的燭芯長度。

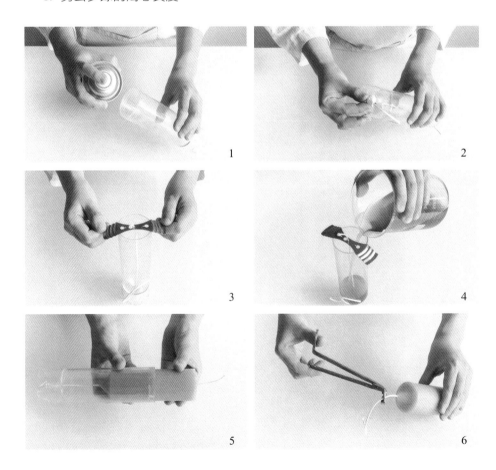

Making point

當液態蠟冷卻凝固後，表面可能會出現一些小坑洞，這是由於蜂蠟凝固時的收縮性質所導致的現象。出現此狀況時，可以將多餘的蠟加熱熔化後，再次倒入模具中約2～3mm高，或是利用熱風槍將表面簡單熔化後，以填滿凹洞。

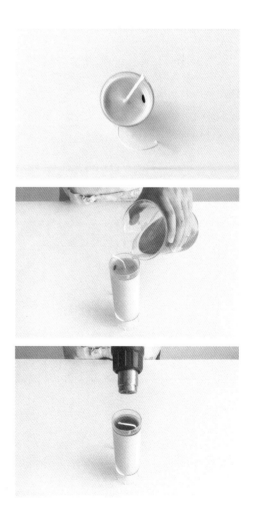

◇

溫暖的午茶時光

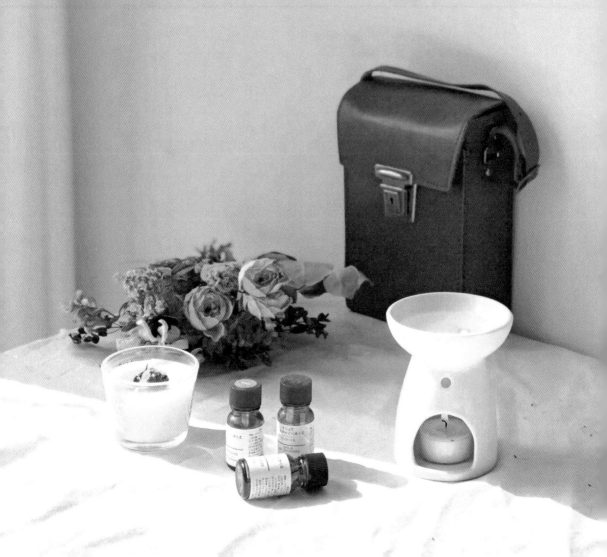

無芯蠟燭

melting candle

透過添加天然精油，這款蠟燭讓你在家裡就能簡單恣意地享受芳療效果！隨著蠟慢慢地熔化，添加在其中的精油芳香緩緩地充斥在整個空間中，增添整體氣氛。悠閒的下午茶時光，伴隨著縈繞周遭的迷人香氣，緩解一整天的疲勞；或是在睡前30分鐘，點上火，透過精油芳療，幫助一夜好眠。就讓無芯蠟燭和薰香燭台，陪伴你的休憩時光吧。

工具／	量杯、電子秤、電磁爐、矽膠刮刀、溫度計、蜂巢狀六方形矽膠模具1個、薰香燭台
材料（1個份）／	柱狀蠟燭用大豆蠟（或大豆軟蠟）80g、液態染料（綠色、藍色）、萊姆精油3g、檸檬精油3g、百里香精油2g、乾燥花

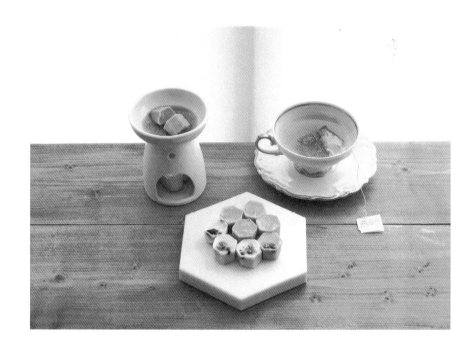

製作步驟

1. 柱狀蠟燭用大豆蠟加熱熔化成液態後，倒入液體染料，調製出自己喜歡的顏色。

2. 當液態蠟溫度達到50～60度左右時，便可加入萊姆精油、檸檬精油以及百里香精油，將其均勻混合。

   (Tip) 也可使用人工香精代替，但如此一來便失去了芳療的功效。若還是選擇添加人工香精，便須在液態蠟溫度到達70～80度左右時加入。

3. 小心地將液態蠟倒入模具中。

4. 上方可以加上乾燥花或是乾燥香草作為裝飾。

   (Tip) 此步驟也可省略跳過。

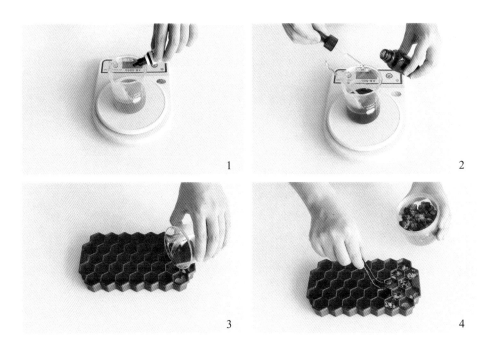

5. 當蠟完全凝固後，便可從模具中取出。

> (Tip) 如果製作完成後沒有要立刻使用，為了不讓香味散發掉，可以利用密封袋或是玻璃密封罐保存。

6. 取出薰香燭台，將無芯蠟燭放置燭台上，底下點燃小茶燭即可使用。

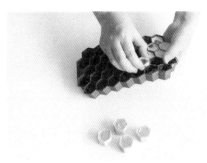

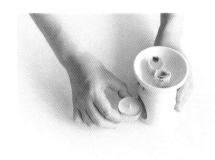

5   6

Making point

· 染料或是乾燥花等材料，都可以根據喜好自由添加。

· 若手邊沒有矽膠模具，也可以利用紙杯等較為大型的容器，待製作完成後再裁切成塊狀使用即可。

· 直接在薰香燭台的上層盛放約莫過半的水量，滴上2、3滴天然精油，在小茶燭加熱下，便可以代替無芯蠟燭的角色，散發精油的芳香。

· 以下根據芳療療效不同，提供幾種複方精油的搭配：

增加集中力｜百里香10%、檸檬50%、薄荷10%、迷迭香30%

增添浪漫氛圍｜依蘭60%、甜橙30%、廣藿香10%

改善失眠症狀｜薰衣草30%、甜橙35%、羅馬洋甘菊10%、檀香25%

改善鼻炎、鼻塞症狀｜尤加利30%、檸檬30%、薄荷30%、雪松10%

轉換心情｜佛手柑30%、橙花15%、花梨木40%、玫瑰15%

防蚊驅蟲｜薄荷50%、尤加利30%、迷迭香20%；或是香茅50%、薰衣草30%、檸檬20%

冬日的香氛小物

The taste of winter

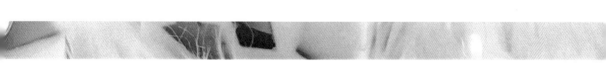

◇ 感受年末氛圍家飾品

◇ 冬日之景

◇ 重視保濕的季節

◇ 迎接聖誕的到來

◇ 戀愛的粉紅泡泡

◇ 日常的芳香小物

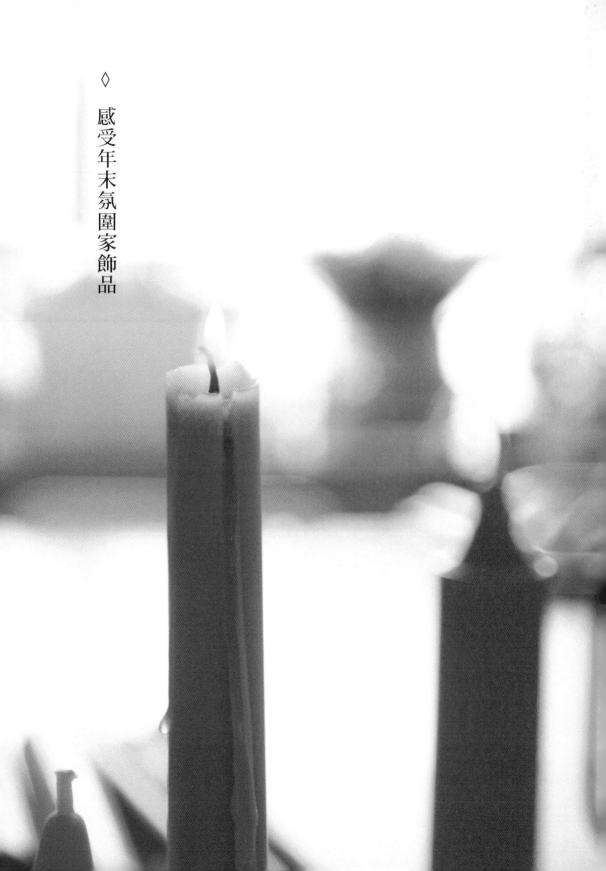

◇ 感受年末氛圍家飾品

柱狀蠟燭

pillar candle

隨著讓人感到暖心悸動的歲末時光到來，總是會想把家裡的每一處，都擺上充滿聖誕節歡樂氣氛的家飾品。雖然說有聖誕樹、各種聖誕花環等多種小物可以用來營造聖誕節氛圍，但這些商品價格不菲，加上體積通常很大，收納起來很不方便。其實不需要這麼繁複，只要有一盞燭光，就能讓整個家中的氣氛變得溫暖。不妨讓低成本就能輕鬆製作的香氛蠟燭，來為你獻上滿滿的年末氣氛吧。

工具／	圓柱狀PC模具1個、電子秤、電磁爐、湯匙、離型劑、量杯、萬能無痕粘土（固體黏著劑）、免洗筷、燭芯剪
材料（1個份）／	純棉燭芯（3號）、柱狀蠟燭用大豆蠟200g、覆盆子香精油20g、液態色素（橘色）

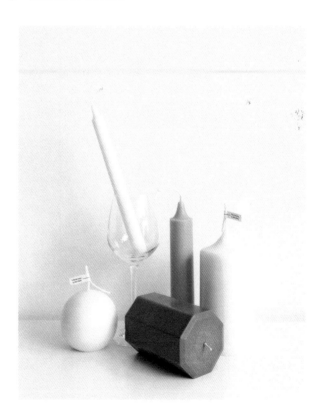

製作步驟

1. 圓柱PC膜內層中，均勻噴灑上離型劑。

2. 將燭芯穿過模型底部的孔洞後，用萬能無痕粘土（固體黏著劑）將孔洞周圍都堵住，避免液體蠟從中流出。

3. 在熔化後的液態蠟中，加入少許液體色素，調製成淡橘色。當溫度降到70～80度左右，便可滴入20g覆盆子香精油，將兩者均勻混合。

4. 固定好燭芯保持在模具中央後，小心倒入液體蠟。

5. 蠟完全凝固成固體後，取下模具底部的萬能無痕粘土。從另一側拉著燭芯，慢慢將蠟燭脫離模具外。

6. 剪去多餘的燭芯長度。

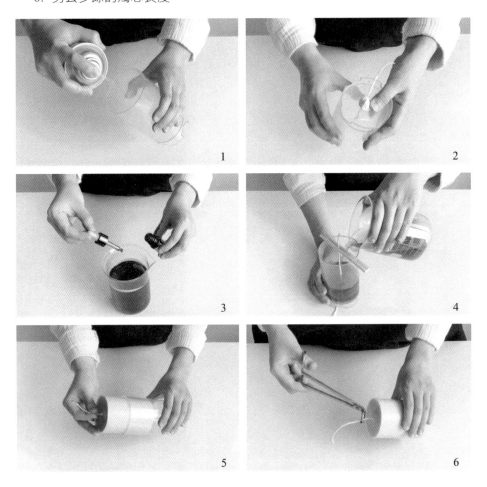

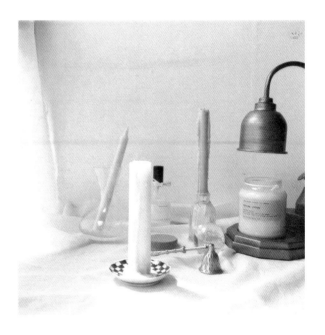

◇

冬日之景

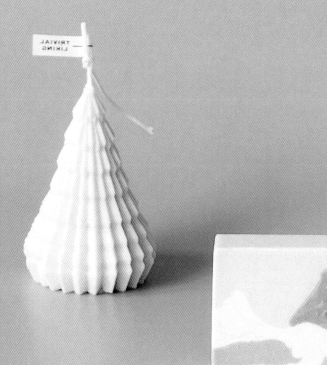

雪景手工皂

---

white snow cp soap

積著滿滿白雪的冬景，看上去讓人覺得冷冽的同時，也總是能讓人內心平靜安穩。不如就把冬天這樣萬籟俱寂的雪景表現在手工皂上吧！這款配方中添加了肌膚吸收快速，又能達到鎮靜之效的山茶花油，還帶著一點森林般的清新香草氣息。

工具／	不鏽鋼量杯、塑膠量杯、電子秤、矽膠刮刀、溫度計、矽膠模具（500g）1個
材料（約500g）／	**基底油**｜椰子油110g、棕櫚油130g、山茶花油40g、橄欖油35g、蓖麻油20g、米糠油15g
	鹼液｜水116g（總油脂量的33%）、氫氧化鈉50g（減鹼7%）
	精油｜薰衣草精油7g、雪松精油3g
	添加物｜青黛粉、木炭粉、二氧化鈦粉
	trace狀態｜第4～5階段

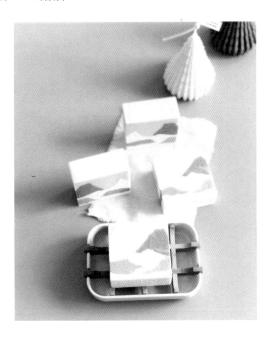

製作步驟

> CP皂製作的基本步驟（製作鹼液～攪拌皂液）可參照32～33頁的內容

1. 將攪拌好的皂液分成200g、150g、250g，各自分裝在不同量杯中。接著加入不同粉末，依序調製成白色、灰色、天藍色。

    Tip 白色使用二氧化鈦粉，灰色使用木炭粉，而天藍色則是二氧化鈦粉混合青黛粉調配。根據自己喜歡的顏色深淺，控制所要添加入內的量。使用添加物來調配顏色的方法，可參照39頁的內容。

2. 將30g左右的白色皂液鋪平在模具底部。

3. 另外取出30g的灰色皂液，將其倒入某側長邊，並填充約1/3的面積。利用刮刀集中皂液斜斜地聚集該側，做成像山坡的感覺。

4. 接著在40g灰色皂液中，再加入少許的青黛粉末，調配出深藍色後，倒入另一側長邊，再用刮刀集中皂液，做成像山坡的感覺。

    Tip 進行步驟3和4時，就算使用的皂液量不一樣也沒關係，只要想著成品剖面圖山的形狀，再去分配製作量就好。

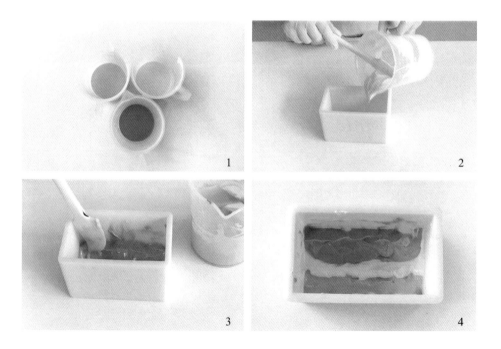

5. 上面小心地倒入剩下的白色皂液覆蓋，一樣再取出刮刀集中皂液，做成像山坡的感覺。

6. 如同步驟4一樣，在40g灰色皂液中，再加入青黛粉末，調配出深藍色後，倒入另一側長邊，再用刮刀集中皂液，做成像山坡的感覺。

   Tip 添加木炭粉調製出的灰色皂液，另外再加入青黛粉，便可呈現出較沉穩，彩度較低的深藍色。如果覺得這個步驟有難度，可以在最一開始時，就直接分配好每種顏色所需用量，並各自調配。

7. 最後把所有天藍色皂液小心地倒入模具中。

8. 大致清理一下模具周邊環境後，蓋上蓋子進入保溫步驟。

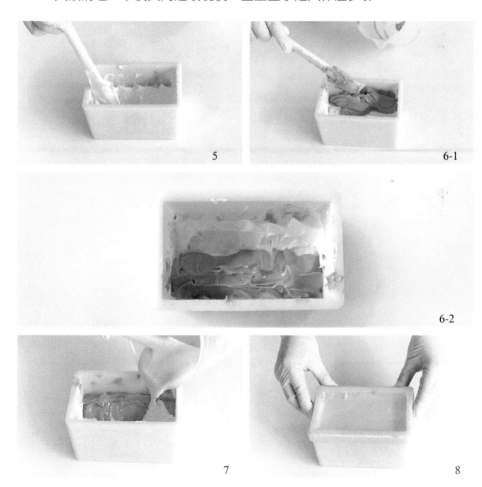

5

6-1

6-2

7

8

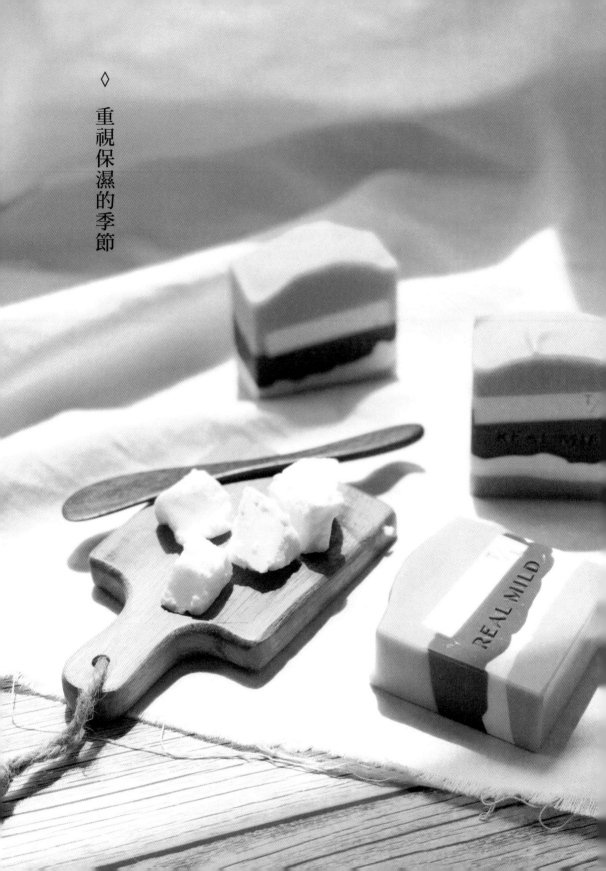

◇ 重視保濕的季節

紅豆奶油手工皂

---

red bean & butter cp soap

冷風不斷吹拂的冬季裡，老人和小孩的肌膚保濕動作都是不可少的。由乳油木果實中萃取而出的植物性油脂－乳油木果油，可讓粗糙乾燥的肌膚恢復水嫩，得到滋養，並在表皮形成一層保水膜，因此非常適合在冬天使用。此外，配方中還添加了有「森林中的奶油」之稱的酪梨油，兩者效果更能相輔相成。若正為了年底的交換禮物苦惱，不妨就自己動手製作這款手工皂吧！附上一張小卡片，絕對讓你的禮物成為眾人焦點。

工具／	不鏽鋼量杯、塑膠量杯、電子秤、切皂刀、矽膠刮刀、湯匙、溫度計、矽膠模具（1kg）1個
材料（約1kg）／	**基底油**｜椰子油150g、棕櫚油200g、酪梨油70g、乳油木果油50g、蓖麻油30g
	鹼液｜水165g（總油脂量的33%）、氫氧化鈉70g（減鹼8%）
	精油｜檸檬精油9g、苦橙葉精油5g
	添加物｜可可粉、氧化鐵棕、氧化鐵黑、二氧化鈦粉
	trace狀態｜第3～4階段
	裝飾用皂塊（約300g）
	基底油｜椰子油60g、棕櫚油70g、酪梨油40g、乳油木果油20g、蓖麻油10g
	鹼液｜水66g（總油脂量的33%）、氫氧化鈉28g（減鹼8%）
	精油｜檸檬精油6g
	添加物｜氧化鐵黃、二氧化鈦粉
	trace狀態｜第2階段

製作步驟

CP皂製作的基本步驟（製作鹼液～攪拌皂液）可參照32～33頁的內容

事先準備裝飾用皂塊

1. 將備好的裝飾用皂塊，裁切至5mm厚度。

   Tip 此處製作的裝飾用皂塊，是紅豆奶油的奶油部分。厚度可以根據自己設計的樣式作調整，而本次範例中的5mm厚度，大約占了100～150g重。

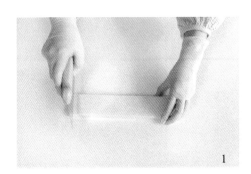

正式製作紅豆奶油手工皂

2. 將攪拌好的皂液分成150g、300g、500g，各自分裝在不同量杯中。依序調製成白色、深褐色、淺褐色。

   Tip 白色使用二氧化鈦粉，深褐色使用可可粉搭配氧化鐵棕及氧化鐵黑，而淺褐色則是二氧化鈦粉混合氧化鐵棕調配。可可粉具有代謝老廢角質，以及調節皮脂分泌的功效。使用添加物來調配顏色的方法，可參照39頁的內容。

3. 將200g的淺褐色皂液，小心地倒入模具中。

4. 接著將150g的白色皂液，利用刮刀平均分配鋪在上層。

   Tip 為了表現出奶油般的質感，也可以將這150g的白色皂液再多攪拌20～30秒，讓皂液的黏稠度增加，質地變更硬之後再加入。

5. 上方小心倒入300g的深褐色皂液。

6. 接著覆蓋上裝飾用皂塊。

7. 再倒入300g淺褐色皂液。

8. 利用湯匙，在皂液表面畫出凹凹凸凸，自然的痕跡。

9. 大致清理一下模具周邊環境後，蓋上蓋子進入保溫步驟。

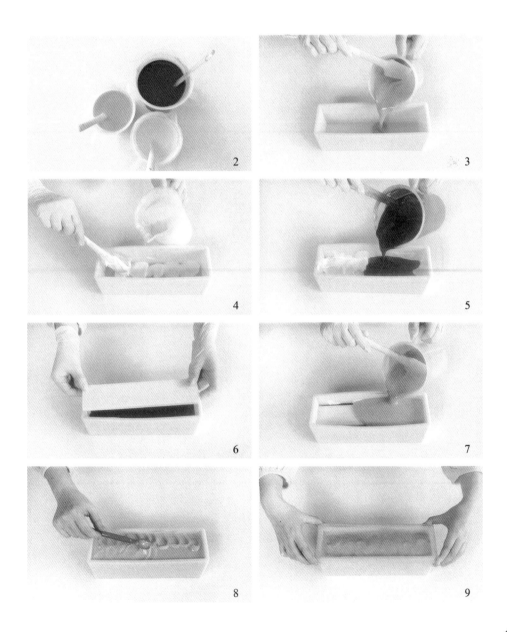

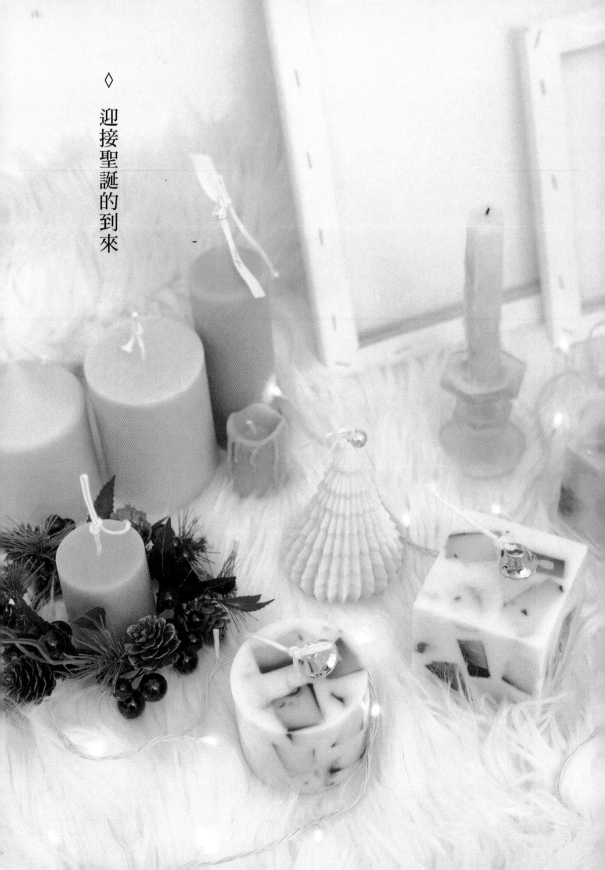

◊

迎接聖誕的到來

聖誕香氛蠟燭

christmas candle

街上的樹木被裝飾得閃閃發亮，耳邊傳來陣陣悠揚的聖誕歌曲，讓人感受到聖誕即將到來的氣氛。相信每個人的家中都少不了一、兩個聖誕氣氛的小裝飾吧？除了掛上那些華麗的裝飾，不如試著再擺上小巧繽紛，散發著甜甜香氣的香氛蠟燭，來營造聖誕節的浪漫氛圍。只要一個小巧的蠟燭，就能帶給你更歡愉而幸福的聖誕假期。

工具／	量杯、電子秤、電磁爐、湯匙、免洗筷、鑷子、離型劑、刀、矽膠模4～5個、方格狀PC製模具1個、萬能無痕粘土（固體黏著劑）、燭芯剪
材料（1個份）／	純棉燭芯（3號）、柱狀蠟燭用大豆蠟200g、爽身粉香精油20g、色素（紅色、綠色）

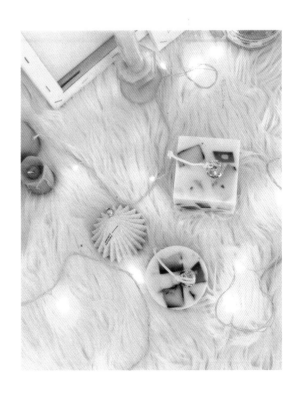

製作步驟

1. 先取熔化的50g液態蠟，加入5g爽身粉香精以及色素，調配出喜歡的顏色後倒入矽膠模具中，待其冷卻凝固。

   （Tip）為了製造聖誕節氛圍，我們在此將液態蠟各自分為紅色25g以及綠色25g。如果想製作出更多繽紛的色彩，可以增加蠟的分量（每種顏色都取25g製作）。只要添加少量的紅色色素和綠色色素，就能調製出如範例照片中的馬卡龍色系。

2. 當蠟完全冷卻凝固後，從模具中取出，以刀具裁切成不等的大小。

3. 將燭芯穿過模型底部的孔洞後，用萬能無痕粘土（固體黏著劑）將孔洞周圍都堵住，避免液體蠟從中流出。

4. 方格PC膜內層中，均勻噴灑上離型劑。

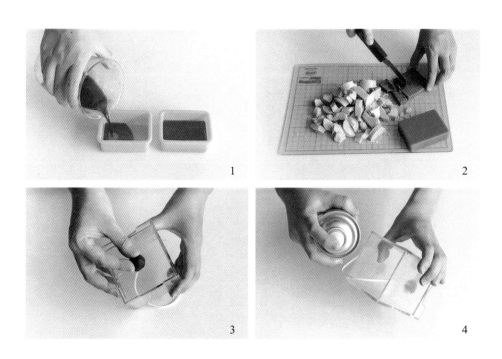

1

2

3

4

5. 剩餘的150g液態蠟中,加入15g爽身粉香精將其均勻混合。接著慢慢倒入模具中,並一邊加入步驟2中所裁切好的蠟塊。

   (Tip) 與其將有色蠟塊全部集中在中央,將蠟塊擺在靠近模具壁邊的位置,完成後才能看到效果。另外,若液態蠟倒入模具時溫度過高,有色蠟塊可能會因此熔化,需多加注意。

6. 利用免洗筷固定好燭芯保持在模具中央後,待其凝固。

7. 當蠟完全冷卻凝固後,修剪燭芯至0.5~1cm高度。

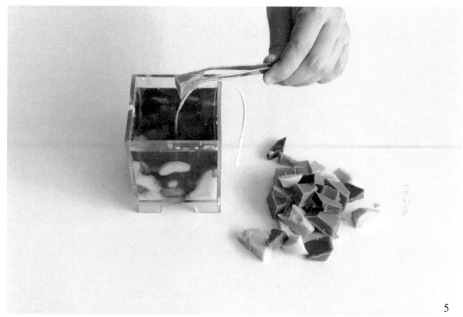

5

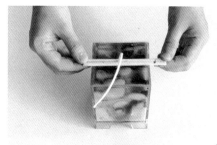

6

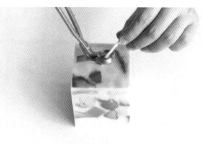

7

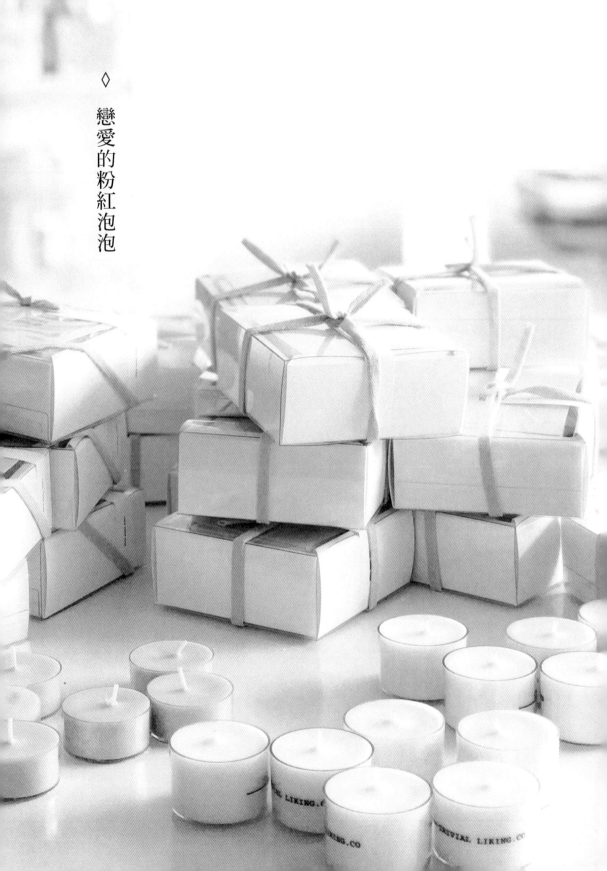

◇

戀愛的粉紅泡泡

巧克力手工皂

chocolate mp soap

這次的情人節禮物，用巧克力手工皂來取代巧克力如何？對於那些不喜歡巧克力的人而言，這一定是讓他們也能滿意的特別禮物。體積小巧方便攜帶，隨著心情的不同，每天挑一顆不同的手工皂使用，也是另一種生活樂趣。

工具／	不鏽鋼量杯、電子秤、電磁爐、切皂刀、噴霧專用罐、矽膠刮刀、湯匙、巧克力形狀矽膠模具1個
材料／	白色皂基300g、巧克力香精3g、甘油9g、食用色素（粉紅色、橙色）、酒精

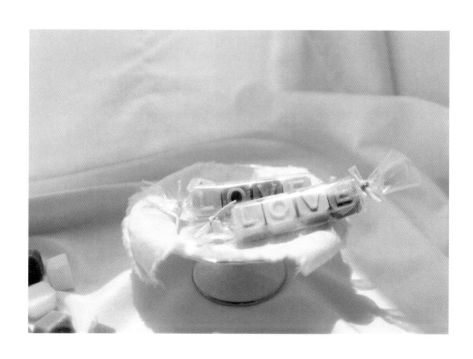

製作步驟

1. 在熔化好的300g白色皂基中，加入巧克力香精油以及甘油，並均勻混合。接著各分成100g分量後，加入色素攪拌。

2. 調製完3種顏色後，將皂液小心地倒入模具中。

3. 噴上少許酒精，去除表面生成的氣泡。

4. 當皂體完全凝固後，即可從模具中取出使用。

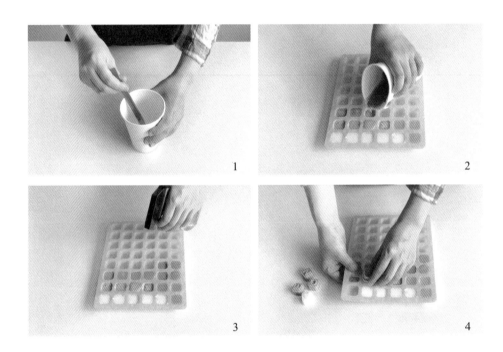

Making point

· 也可以利用字母樣式的模具來製作，巧妙地拼成名字或是有意義的單字詞語，包裝在OPP自黏袋或是塑膠包裝紙中送出。

· 利用糖果狀的模具製作也很不錯。製作步驟都相同，唯獨在皂液完全凝固前，記得插入小棍子，就可以製作出獨一無二的棒棒糖造型手工皂！可參考114頁製作冰淇淋手工皂的作法。

愛心手工皂

love cp soap

這是一款讓身體從頭到腳都沐浴在香氛裡的愛心手工皂。冬春交替之際，心情雖然如同蓄滿能量、等待百花齊放的水嫩花朵，但外表肌膚卻容易缺水而粗糙，這時候就需要能讓肌膚恢復水潤彈性的玫瑰果油及橄欖油出動。試著送出這款氣味香甜，外觀討喜的手工皂，給予對方肌膚滿滿愛的呵護。

工具／	不鏽鋼量杯、塑膠量杯、電子秤、矽膠刮刀、溫度計、皂中皂模具1個、切皂刀、矽膠模具（1kg）1個、剪刀、PVC塑膠片（或是厚紙板）、筆
材料（約1kg）／	**基底油**｜椰子油240g、棕櫚油240g、玫瑰果油100g、橄欖油60g、米糠油40g、蓖麻油40g
	鹼液｜水238g（總油脂量的33%）、氫氧化鈉103g（減鹼8%）
	精油｜玫瑰草精油15g、薰衣草精油5g
	添加物｜氧化鐵黑、二氧化鈦粉
	trace狀態｜第3～4階段
	裝飾用皂塊（愛心造型皂中皂模具1個，約200g）
	基底油｜椰子油45g、棕櫚油45g、橄欖油40g
	鹼液｜水46g（總油脂量的35%）、氫氧化鈉19g（減鹼8%）
	添加物｜二氧化鈦粉、群青粉紅氧化鐵
	trace狀態｜第2階段

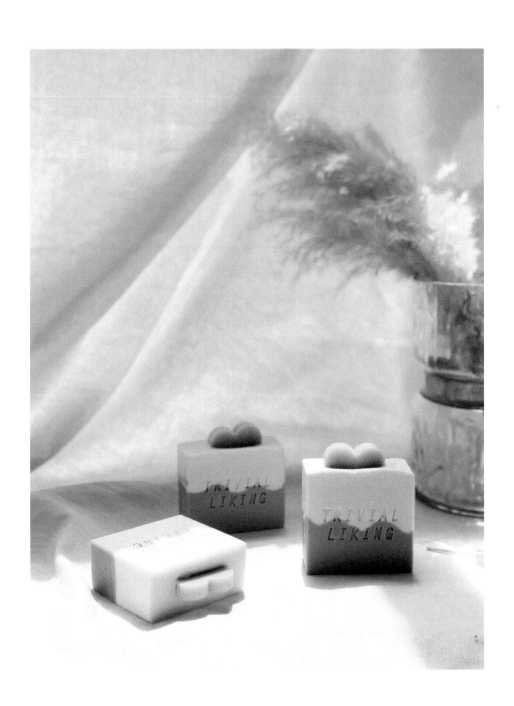

　冬日的香氛小物The taste of winter

製作步驟

CP皂製作的基本步驟（製作鹼液～攪拌皂液）可參照32～33頁的內容

事先準備裝飾用皂塊

1. 將裝飾用皂塊小心翼翼地從皂中皂模具中取出。
2. 裁切至1～1.5cm厚度。

Tip 也可以選擇不裁切裝飾用皂塊，在步驟8中直接把整條放上去裝飾。如果覺得製作CP皂太困難，也可用MP皂方式來製作皂中皂。

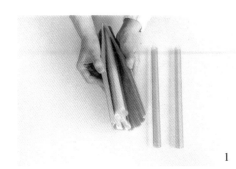

1

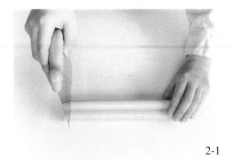

2-1

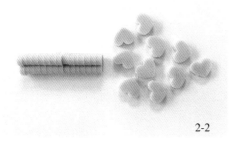

2-2

正式製作愛心手工皂

3. 在PVC塑膠片上，畫出在白色與灰色皂液邊界所欲呈現的線條後剪下。

   Tip　1kg模具的縱切面面積普通來說為24.5*7cm，因此所需的PVC塑膠片寬度，也大概取7cm寬左右。不過由於每個模具大小皆有差異，因此仍需事先量測尺寸。

4. 將攪拌好的皂液各分500g至兩個量杯中，並慢慢地加入添加物，調配出需要的顏色。

   Tip　白色使用二氧化鈦粉，灰色則利用調配好的白色皂液，再添加少量氧化鐵黑調製。使用添加物來調配顏色的方法，可參照39頁的內容。

5. 先倒入灰色皂液。

6. 把剛剛剪好的PVC塑膠片貼齊模具的尾端後，輕輕按壓皂液表面。接著往下推到模具另一端，以做出灰白邊界的線條。

7. 接著倒入白色皂液。

8. 將裁切好的裝飾皂塊，按照一定間隔，插在皂液表面上裝飾。

9. 大致清理一下模具周邊環境後，蓋上蓋子進入保溫步驟。

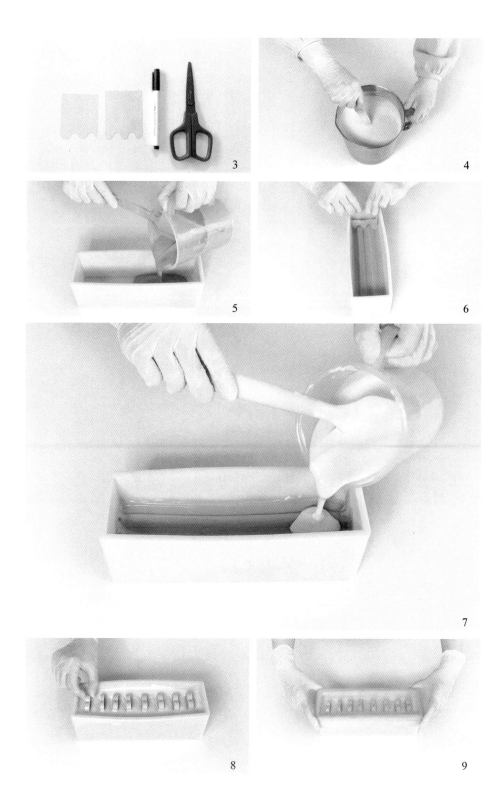

3

4

5

6

7

8

9

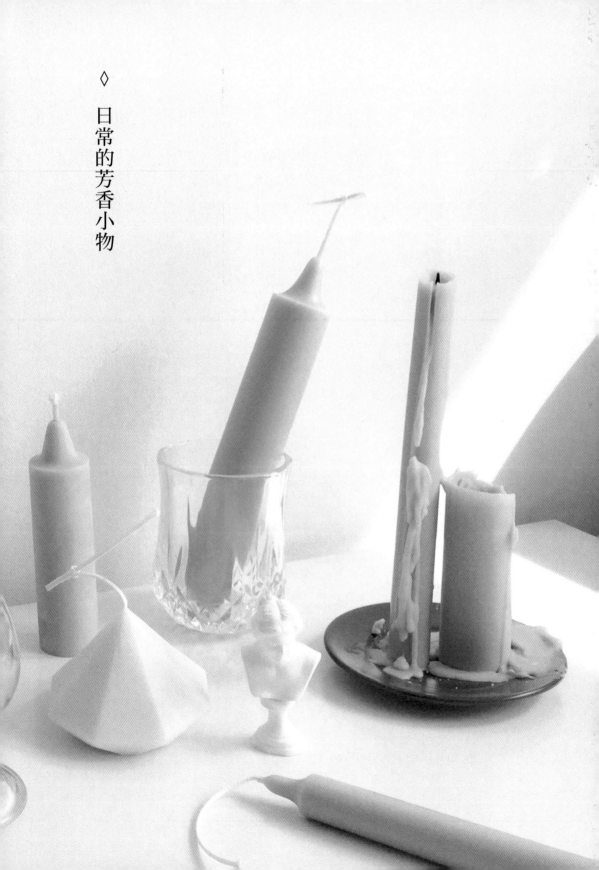

◇

日常的芳香小物

經典擴香石

classic solid air freshener

石膏材料的吸濕性大，因此在梅雨季時，或是濕度較高的空間中，放上一個石膏製的固體芳香劑，除了能帶來淡淡的香氣外，還能幫忙除去多餘濕氣，作為家飾小物也毫不遜色。大家可以多多利用各種模具來製作出自己喜歡的樣式，就算是初次嘗試的新手也可以輕鬆地完成，非常適合拿來送禮。過了一段時間，已經不再散發香味的石膏，可以試著再滴上少許香水或香精油，會有驚人效果。快來製作一款獨特又能展現自我風味的香氛擴香石吧！

工具／　　　　　電子秤、紙杯、藥匙、石膏像模具2個、橡皮筋

材料（2個份）／　石膏粉（擴香石專用）50g、水25g、乳化劑（橄欖液或是助溶劑）8g、紫丁香香精油8g

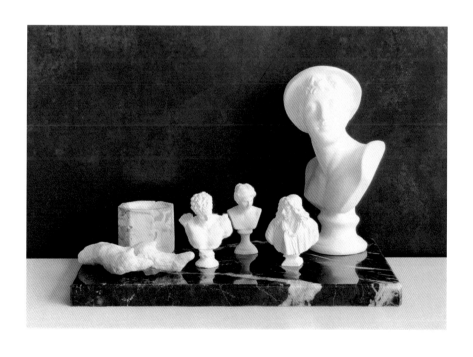

製作步驟

1. 用紙杯量測出50g重的石膏粉。

2. 接著在紙杯中加入25g的水。

3. 倒入8g的乳化劑以及8g的紫丁香香精油，至步驟2的紙杯中，並將所有材料均勻攪拌。

4. 為了防止石膏液從模具接合處的縫隙中流出，利用橡皮筋或是繩子牢牢將模具的兩半邊綑緊。

   （Tip）請注意，若未將立體狀模具兩半邊的接縫處緊緊固定密合，就有可能會導致石膏從縫隙中漏出來。

5. 小心地將石膏液慢慢倒入模具內，避免氣泡產生。

6. 當石膏完全凝固後，便可將其從模具中取出，並放置1～2天，待其水分完全蒸散風乾後再使用。

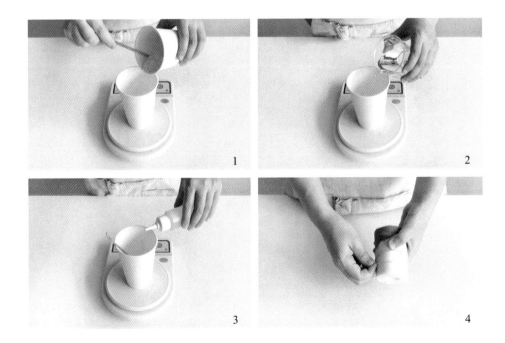

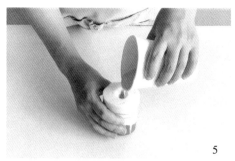 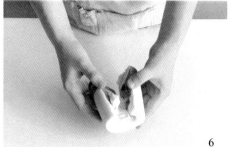

5   6

Making point

- 請選擇擴香石專用的石膏粉製作。
- 石膏擴香石完全風乾後，質地會變得更硬。製作完畢，並經過1～2天的風乾期後，可將擴香石放到紗網中，或是用緞帶綁住吊起，但要小心外力碰撞。
- 可添加天然精油或是人工香精作為香味來源，添加分量請取整體重量的5～10%。
- 乳化劑的角色是用來幫助將水和香料融為一體，如果省略乳化劑的成分，或是添加量過少，都有可能使香料混合不均，請務必取和香料相同分量加入。

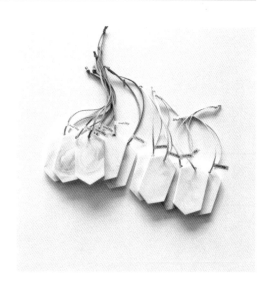

繽紛擴香石

color solid air freshener

如果覺得白色擴香石長相實在太過平淡，不如幫它增添一點色彩，升級成更有個人特色和魅力的擴香小物。這次我們要利用花盆狀的模具來製作，如此一來擴香石就不單單是擴香石，還能用來盛裝小茶燭，或作為多肉植物的小盆栽，甚至當作擺放飾品的小碟子，有更多用途可以發揮。

工具／　　　　　　　電子秤、紙杯、藥匙、花盆狀模具（三格狀）1個

材料（3個份）／　　　石膏粉100g、水50g、乳化劑（橄欖液或是助溶劑）15g、綠茶香精油15g、石膏擴香石專用液體色素（杏桃色）

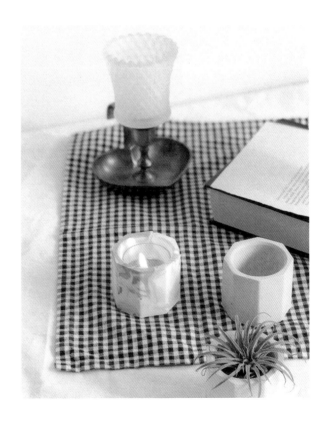

製作步驟

1. 用紙杯量測出100g重的石膏粉。

2. 接著在紙杯中加入50g的水。

3. 倒入15g的乳化劑以及15g綠茶香精油，至步驟2的紙杯中，並將所有材料均勻攪拌。

4. 在步驟3已混合好的石膏液中，加入液體色素，調配成淡淡的杏桃色。

   (Tip) 在石膏液中加入石膏擴香石專用液體色素後即可染色。不過加入色素的石膏，如果沒有完全將其攪拌均勻，成型後的擴香石表面可能會有粗糙不平的情況出現。

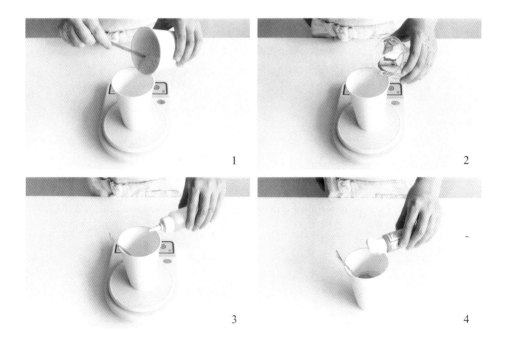

1　　2

3　　4

5. 小心地將石膏液慢慢倒入模具內，避免氣泡產生。

6. 當石膏完全凝固後，便可將其從模具中取出，並放置個1～2天，待其水分完全蒸散風乾後再使用。

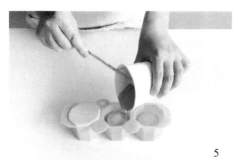 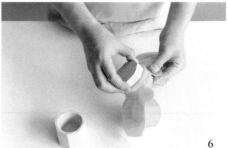

5   6

Making point

· 石膏擴香石專用液態色素可用廣告顏料或是壓克力顏料取代。

· 如果手邊沒有花盆狀模具，也可用紙杯取代。只要在石膏擴香石完全凝固前，用比紙杯口徑小的東西在中央稍微壓一下，做出凹槽即可呈現出花盆效果。

大理岩紋擴香石

marble solid air freshener

帶著大理石美麗花紋的石膏擴香石，不僅給人一種復古感，也呈現出高級的氛圍。不如就讓我們來製作一款放在桌面上，就能頓時成為家中裝飾焦點的燭台吧。就算擴香石本身的香味消散了也無需擔心，只要再次滴上一兩滴香水或是精油，就能再次重拾擴香石的用途。

工具／	電子秤、紙杯、藥匙、燭台模具1個
材料（2個份）／	石膏粉120g、水60g、乳化劑（橄欖液或是助溶劑）18g、芬多精香精油18g、石膏擴香石專用液體色素（黑色）

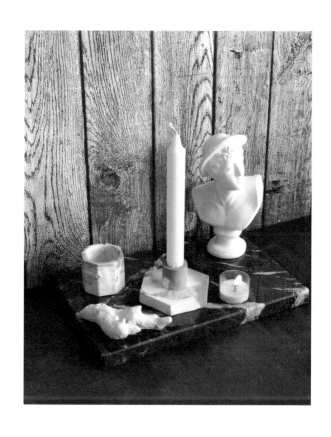

製作步驟

1. 用紙杯量測出120g重的石膏粉。

2. 接著在紙杯中加入60g的水。

3. 倒入18g的乳化劑以及18g的芬多精香精油，至步驟2的紙杯中，並將所有材料均勻攪拌。

4. 另外取一個紙杯，取出少量步驟3的石膏液，並加入專用液體色素後調配出黑色。

   Tip 利用木炭粉也可調出黑灰色系的顏色。

5. 接著在白色石膏液中，隨性倒入黑色石膏液。

   Tip 為了呈現出大理石紋，千萬不要將白色與黑色石膏液混合攪拌。並且在倒完黑色石膏液後，必須立即將其倒入模具中。

6. 將石膏液小心地倒入模具內，並拉出大理石紋樣。

7. 當石膏完全凝固後，便可將其從模具中取出，並放置個1～2天，待其水分完全蒸散風乾後再使用。

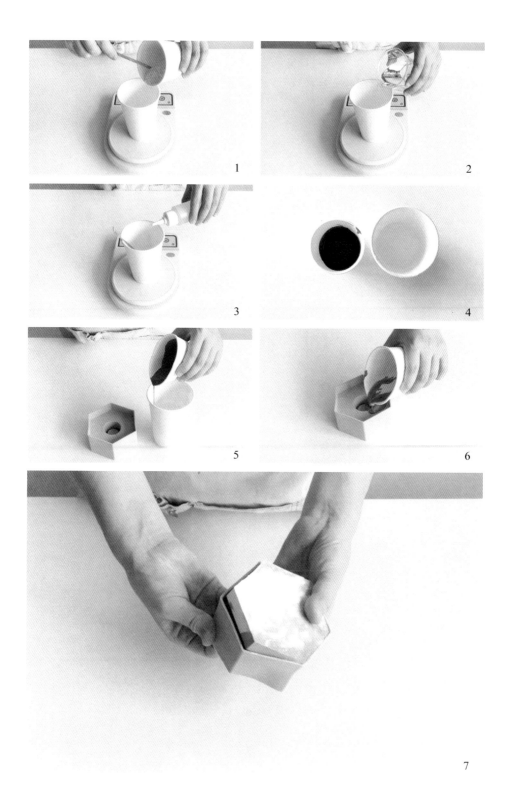

其餘的「小小興趣」香氛小物

The other trivial liking

◇ 散發空間中的香氛

◇ 溫和無刺激的入浴劑

◇ 令人想觸摸的柔嫩光滑肌

◇ 傳達季節中的感性

◇ 專屬我的個性香水

◇ 療癒自己和他人的香氛

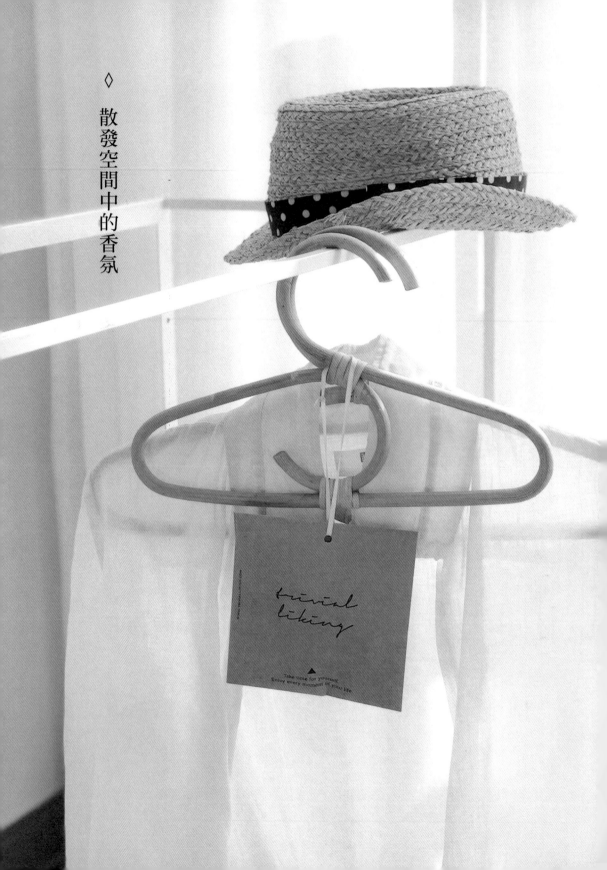

◇
散發空間中的香氛

衣櫃香氛袋

sachet

這裡要製作的是無論在潮濕的夏日，或是因為霧霾嚴重必須緊閉門窗而無法通風的換季時節，都能一掃空間中沉悶氣氛的香氛袋。尤其是在容易讓人心情煩躁的悶熱天氣裡，更推薦大家使用。只要裝進小袋子中就能輕易完成的香氛小物，大家可以選擇放置在衣櫃、鞋櫃、車上等小空間中，不用點燃就能散發香味，非常方便。

工具／　　　　　　　量杯、玻璃攪拌棒、夾鏈袋

材料／　　　　　　　天然蛭石（香氛袋專用）10g、棉布袋或紗網袋、玫瑰天竺葵精油3g、花梨木精油2g

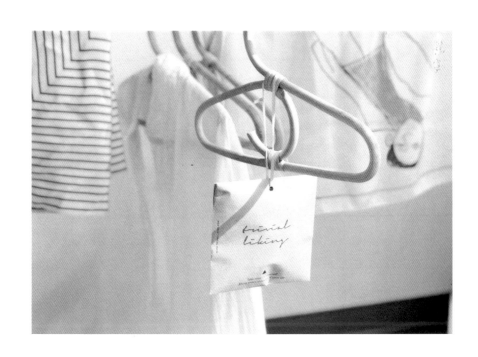

製作步驟

1. 將蛭石倒入量杯中後，滴上玫瑰天竺葵及花梨木精油。

   Tip 玫瑰天竺葵搭配花梨木所散發出的，是帶著柔和氛圍的花香。除了使用天然精油外，也可使用人工香精代替。

2. 為了讓精油的氣味能夠完全滲透進石子的縫隙中，須用玻璃攪拌棒充分拌勻。

3. 接著將蛭石倒入夾鏈袋中密封一天，以便讓氣味確實充滿每個孔洞。

   Tip 蛭石上分佈著許多氣孔，必須讓香氣都能夠滲透到每一個孔洞中，才能完全地散發香氣，因此務必將其密封後放置一整天的時間。

4. 把處理好的蛭石倒入棉布袋中，懸掛至所需的位置即可。

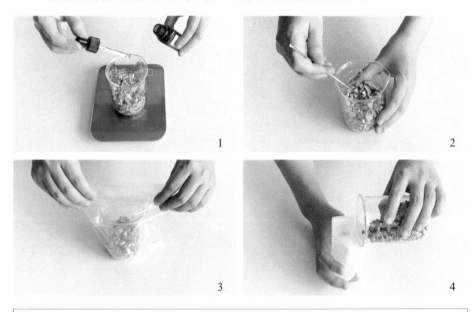

1

2

3

4

Making point

- 添加的精油分量可根據所喜歡的味道濃烈程度調整，大致控制在整體分量的3～10%之間。例如喜歡淡淡香氣的人，添加分量可控制在蛭石重量的3%左右，而喜歡濃郁氣味的人，則最多可添加至10%左右。
- 香氛袋袋子本身的材料，盡量選擇薄一點的，例如紙製小袋子或是布纖維等等，擴香的效果會是最好的。

雖然是香氛小物，但有些許不同的
琥珀石＆擴香乾燥花

這邊要為大家介紹的是琥珀石以及擴香乾燥花，也是兩款輕易就可以自己製作，步驟跟香氛袋雷同的香氛小物。希望大家能夠試著用各式香氛家飾品，為各個空間營造出專屬的獨特氛圍。

琥珀石（Resin stone）

擴香琥珀石是由天然樹脂製作而成的一款擴香香氛小物，只要在上面滴上天然精油或是人工香精，就可以持續散發著淡淡香氣，跟香氛袋的製作方式差不多。差別在於，蛭石需要先跟精油充分混合後，裝入袋子中使用，而琥珀石只要找個碟子、杯子等美麗的容器盛裝即可。如果選擇有蓋子的容器，只要想到時，再稍微打開蓋子，就能夠讓香味維持得更久。

擴香乾燥花（Potpourri）

「Potpourri」一詞的原意，指的是用來儲存發酵物的罐子，不過現今則用來表示乾燥過後的花朵、果實、葉子、果皮、樹皮等香氛材料。如果手邊有保存很好的乾燥花，可以將其多餘的枝葉修剪後拿來使用。製作成擴香小物的步驟和香氛袋一樣，滴完精油後將其裝至玻璃瓶或是小棉布袋等，就是一個具有風味的家飾品了。

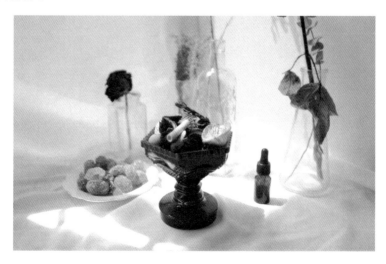

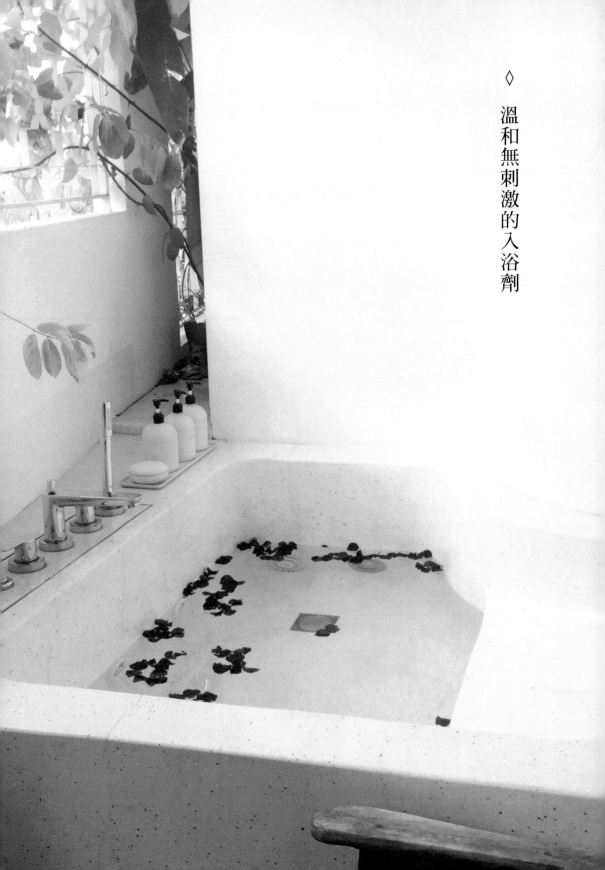

◇
溫和無刺激的入浴劑

薰衣草泡澡錠

lavender bath bomb

將泡澡錠丟入一缸熱水中，就會開始一邊發出嘶嘶嘶的聲音，一邊不斷冒出泡泡，因此又被稱為「氣泡彈」（Bath Fizz）。對肌膚沒有負擔，省去所有人工添加有害物質，只利用小蘇打、檸檬酸、玉米澱粉等輕易可以入手的材料製作，才可以稱得上是一款高CP值的入浴劑！利用天然粉末染色、增添香氣，揉製成圓滾滾的可愛形狀，在壓力重重的日子裡，就用這顆帶著自己喜歡的香氣和色彩的泡澡錠，來度過溫暖放鬆的沐浴時光吧！

工具／	不鏽鋼盆、手套、電子秤、泡澡錠圓球模具
材料／	小蘇打（碳酸氫鈉）200g、檸檬酸100g、玉米澱粉100g、甘油5g、薰衣草精油3g

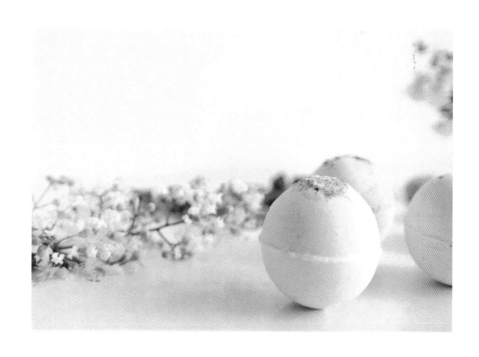

製作步驟

1. 不鏽鋼盆中倒入小蘇打、檸檬酸以及玉米澱粉，測量好分量後，將其均勻攪拌。

2. 滴入薰衣草精油以及甘油，並充分混合至香氣均勻分布。

   (Tip) 本步驟中，也可額外添加天然粉末或是食用色素來調製顏色。

3. 利用手捏成團狀，並確認是否有粉末結塊、攪拌不勻的狀況。

4. 將泡澡錠原料的粉，滿滿地填入模具的半球中，接著再將兩個半球合起來，用力壓實，使材料成為圓球狀。

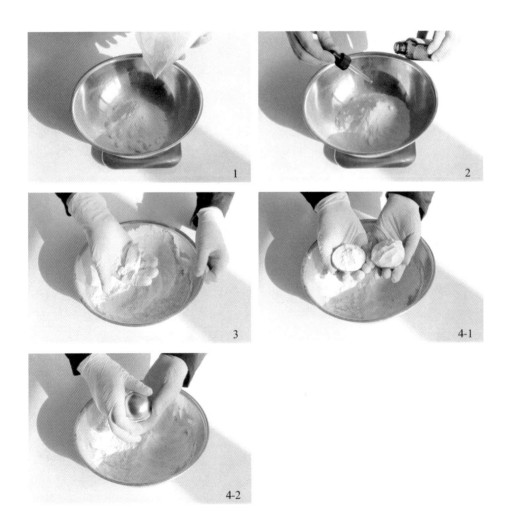

5. 接著將圓球狀的原料，小心地從模具中取出，放置半天至一天的時間，使其風乾變硬。

6. 為了避免風乾後的泡澡錠長時間暴露在空氣中潮解，可利用封口膠膜、保鮮膜等將其密封起來，或是放在密封袋、玻璃罐中保存。

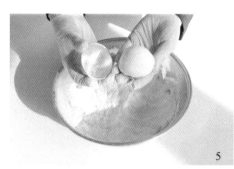 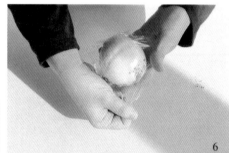

Making point

· 小蘇打是碳酸氫鈉的俗稱，又被稱作烘焙蘇打。除了用於料理外，還可做清潔等多種用途。除了可改善肌膚乾癢等症狀外，跟檸檬酸一樣也可以去除老廢角質，因此很適合拿來當作入浴劑材料。而玉米澱粉和甘油則是作為肌膚保濕的原料，如果手邊少了這兩個材料，也可以單用小蘇打與檸檬酸，以2：1的比例製作。

· 如果手邊沒有圓球狀的模具，也可利用紙杯、製冰盤等生活中隨手可得的道具製作。

· 把這些原料粉末鋪平風乾後，保管於密封容器內，也可以簡單作為一般的粉狀入浴劑使用。

放鬆身心浴鹽

relaxing bath salt

以海鹽、岩鹽、死海鹽等各種鹽類製作而成的細碎浴鹽，是一款天然的入浴劑。鹽分中所含有的礦物質，可幫助身體排出老廢物質，並加速循環代謝，加上搭配的天然精油，讓身心靈都能安定下來。無論是前一款介紹的泡澡錠，或是接下來提到的浴鹽，材料都來自於天然成分，因此小孩也能安心使用。如果沒有地方可以泡澡，也可進行簡單的足浴，同樣具有效果。試著享受全身變得暖烘烘，毛細孔沁出一顆顆汗水的暢快心情吧！

工具／　　　　量杯（或是不鏽鋼盆）、電子秤、玻璃攪拌棒

材料／　　　　玻璃罐、死海鹽300g、甘油3g、檸檬精油3g、迷迭香精油
　　　　　　　1g、乾燥迷迭香

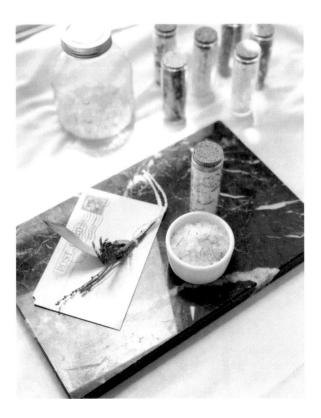

製作步驟

1. 將死海鹽倒入量杯中，秤取所需分量，接著加入少許乾燥迷迭香。

    (Tip) 也可以選擇使用其他乾燥香草。如果手邊沒有任何乾燥香草，直接省略無妨。

2. 接著加入甘油、檸檬精油、迷迭香精油後，充分攪拌均勻。

3. 裝到玻璃罐中保存。

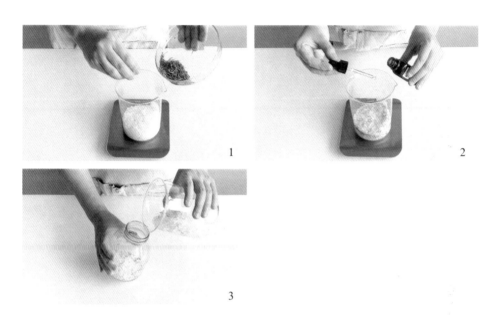

Making point

- 每一種鹽的顆粒大小和顏色都有所不同；如果想呈現不同顏色，如泡澡錠的製作方法，可於步驟2中加入天然粉末或是食用色素，充分攪拌至其完全上色。

- 泡半身浴或是足浴時，適合的水溫溫度比體溫高一些，約設定在38~40°C左右。而泡半身浴的時長約莫20～30分鐘，足浴則是10～20分鐘最為恰當，如果泡太久，可能會因流汗過多反而使身體缺水，務必小心。

- 成人的入浴劑建議使用量，一次大約取50g左右。

◇ 令人想觸摸的柔嫩光滑肌

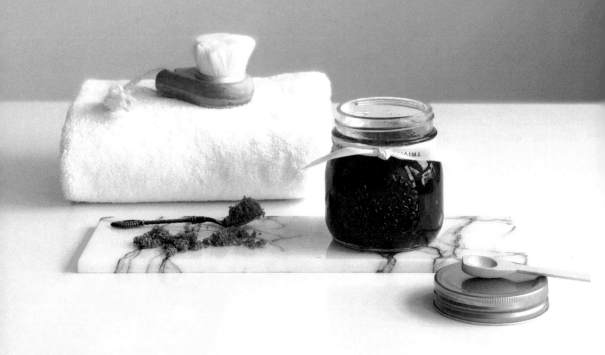

黑糖磨砂膏

black sugar scrub

如果對每天被磨來磨去的粗粗後腳跟，或是換季時的粗糙肌膚感到困擾，不如就來去個角質吧。富含維生素和礦物質的黑糖，不僅可改善肌膚的乾燥，還能恢復肌膚的水嫩，就算是乾性或是敏感性膚質，也都能夠安心使用。除此之外，配方還添加了加強保濕效果的植物油，以及鎮靜肌膚的洋甘菊精油，讓這款磨砂膏效果更上一層樓！對於那些飽受老廢角質困擾，或是因為肌膚太過敏感，而不敢使用市面上去角質商品的人，不如就從今天開始，拿起手邊的黑糖來好好處理這些問題吧。

工具／　　　　　量杯、電子秤、藥匙

材料／　　　　　容器、黑糖60g、杏桃核仁油30g、甘油（或是蜂蜜）
　　　　　　　　10g、洋甘菊精油2g、酒精

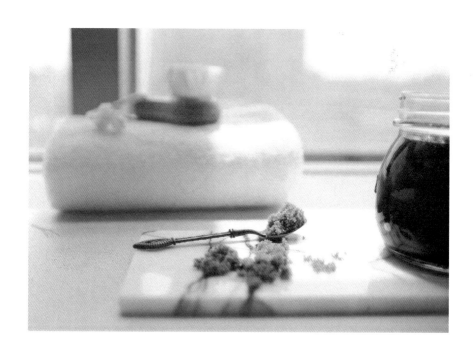

製作步驟

1. 用酒精將容器和製作工具都消毒一遍。

2. 將黑糖、杏桃核仁油、甘油放到量杯中，秤量出所需的分量後，均勻攪拌。

   Tip　根據膚質不同，也可使用玫瑰果油、甜杏仁油、橄欖油等植物性油脂取代。作為加強保濕的甘油，也可用蜂蜜取代。

3. 接著滴入洋甘菊精油，再次均勻攪拌。

4. 攪拌完成後的磨砂膏裝入容器後，冷藏保管。使用時，少量取出，抹在濕濕的肌膚上，以畫圓圈的方式輕輕按摩即可。

Making point

- 黑糖原本的顆粒較粗大，如果直接抹在肌膚上按摩，可能對肌膚造成刺激。因此製作前，可先將粗黑糖搗碎，或是用調理機攪碎至適當大小。根據膚質不同，磨砂膏使用頻率大約每7～15日使用一次。

- 由於本磨砂膏並未添加任何防腐劑，因此與其一次大量製作保存，不如少量分批製作所需分量，並在短期內使用完畢。

- 羅馬洋甘菊的香味較柔和，帶點甜美的香草味，而德國洋甘菊氣味較為濃烈，偏藥草香氣，可根據自己的喜好選擇洋甘菊種類。若不想要磨砂膏帶有額外香氣，也可省略精油成分。

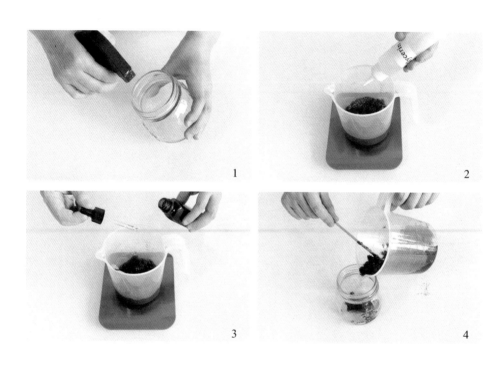

1

2

3

4

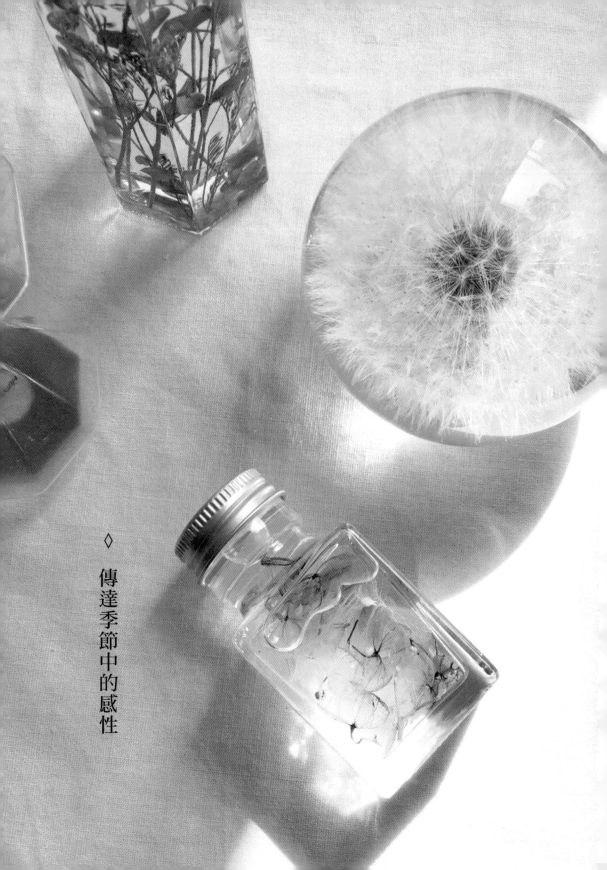

◇　傳達季節中的感性

浮游花瓶罐

herba florium

每個季節都有其盛開的花朵，無論是路上隨手買下的一朵花，或是收到別人贈送的花束，都各自代表了當下的季節。浮游花瓶罐的英文，「Herba Florium」，是將「Herbarium」植物標本，以及「Flower」花朵兩個詞彙結合起來，一種將永生花或是乾燥花擺放至某種特殊溶液中，使其可以永久保存的技術。就讓我們也來試著製作，這款利用玻璃瓶盛裝著花卉，以表達自然生命力感的家飾品吧！在這款手作物中，滿滿地表達出對於短暫盛開而又凋零花卉的不捨，以及想讓花卉的美麗永久綻放的心情。

工具／　　　　　剪刀、鑷子

材料／　　　　　容器、浮游花專用溶液、永生花（或是乾燥花）

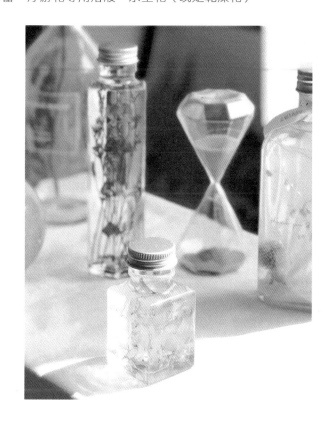

製作步驟

1. 修整花朵尺寸至可置於容器中的大小。

2. 將花擺放至容器中，並根據喜好調整位置。

   Tip　如果使用那些容易破損或是太輕、太小的花朵，成品所顯現出來的樣貌，可能會看起來過於凌亂，或是花瓣會漂浮到溶液的表層。選擇較大的容器時，可以將一些小石子擺在底部，或是額外利用一些體積較大的花瓣、葉子等材料來填充。不過也要特別注意，如果把容器填充得太滿，就會失去花朵的鮮豔色彩感。

3. 接著倒滿浮游花專用溶液即可完成。

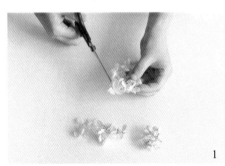
1

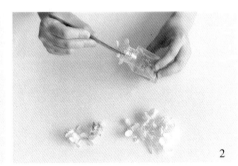
2

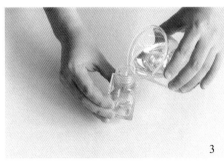
3

Making point

- 浮游花的專用溶液是一種高度精製過的礦物油，主要用來保存植物，質地濃稠而無色透明。折射率良好，可以清楚地看到瓶中花朵的樣貌，而給人一種花朵似乎被困在瓶中漂浮的錯覺，加上光線射入瓶中，重重反射，讓花色更顯鮮明而光亮。

- 如果喜歡豔麗的色彩，可選擇永生花作為材料；若喜歡淡薄而雅緻的樣貌，則可選擇乾燥花製作。對於那些對綠意裝飾（planterior，植物plant＋室內裝飾interior）有興趣，但不太懂得照顧植物的人，選擇浮游花當家飾，每個季節都換一種不同的氛圍，也是一個不錯的辦法。

- 可以結合LED杯墊、發光杯墊等，製作成獨特的小夜燈，或是結合原子筆等製作成不同的小物，這類的材料都可以在網路上輕鬆購買。

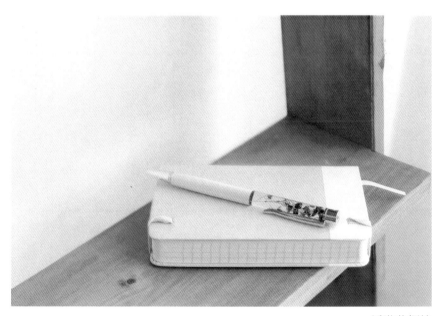

浮游花鋼筆

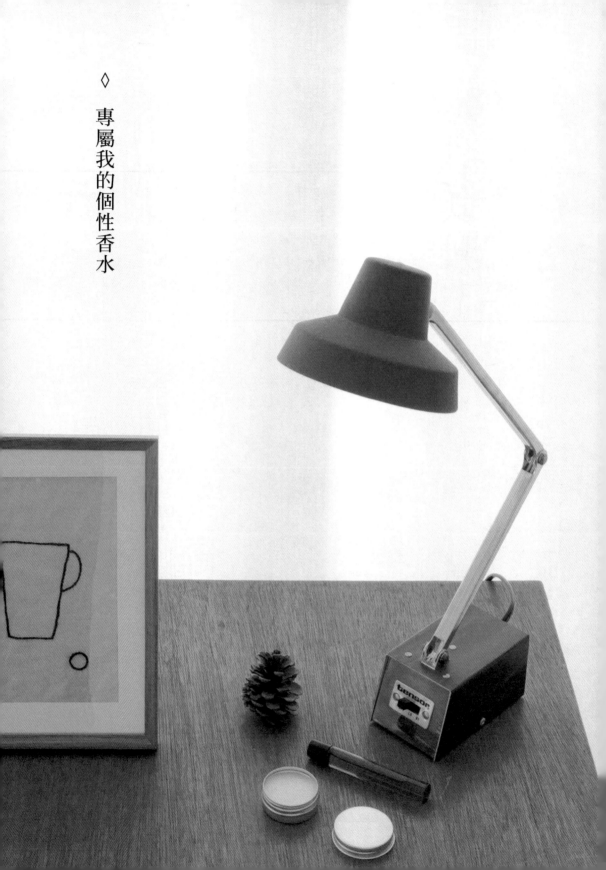

◇

專屬我的個性香水

草本滾珠瓶

greenery roll-on perfume

味道，偶爾比起事件回憶，會用一種更特殊的方式留存於人的記憶當中。不如讓我們來製作一款能夠代表自我的專屬香水吧。比起唇膏更小支的滾珠瓶香水，不只能隨身攜帶，使用上也很方便。完全不添加任何酒精，單純使用天然精油的精油香水，味道能更持久。只要塗抹一點在各處想塗抹的身體部位上，就能滲透肌膚，還具有保濕效果。藉著清新的柑橘香氣，讓身心一掃疲憊，變得輕鬆暢快。

工具／　　　　　量杯、電子秤、湯匙

材料／　　　　　滾珠瓶、甜杏仁油8g、檸檬精油1g、萊姆精油1g、酒精

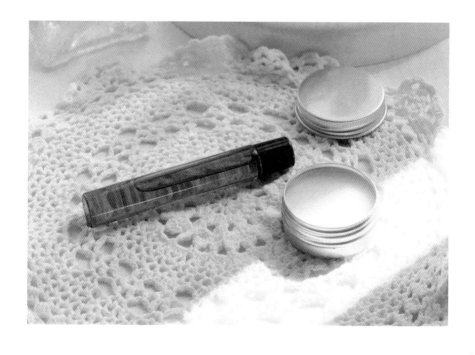

製作步驟

1. 用酒精將容器和製作工具都消毒一遍。

   (Tip) 避免酒精殘留在量杯和滾珠瓶中，請確實將工具瀝乾。

2. 使用量杯量測出8g的甜杏仁油。

3. 接著再拿其他量杯，各自量測所需的檸檬精油與萊姆精油分量後，將兩者混合。

4. 將甜杏仁油加入步驟3的複方精油中，利用湯匙充分攪拌均勻，即可倒入滾珠瓶中使用。

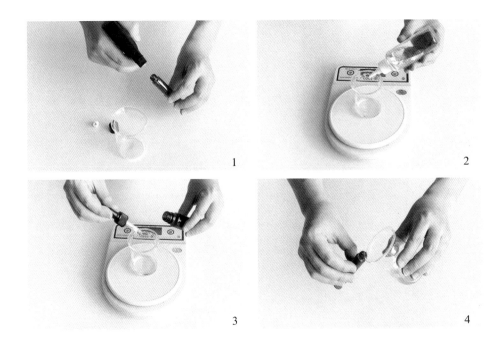

Making point

精油1g重，大約是20滴的分量，因此如果覺得分量過少而難以用電子秤量測，可利用滴管量取分量。

玫瑰體香膏

rose blossom solid perfume

這是款不費吹灰之力，即可裝進隨身化妝包裡攜帶的美妝小物。只要擦在手腕、耳後等動靜脈流經的部位，就能持續散發淡淡香氣。利用保濕度高的油脂作為基底，如此一來對肌膚就不會刺激。讓我們利用這款帶著淡淡花香的固體香膏，為他人留下深刻的印象吧。

工具／　　　　　　量杯、電磁爐、藥匙、電子秤

材料／　　　　　　容器、荷荷巴油9g、蜂蠟4g、玫瑰草精油1g、玫瑰精油1g、酒精

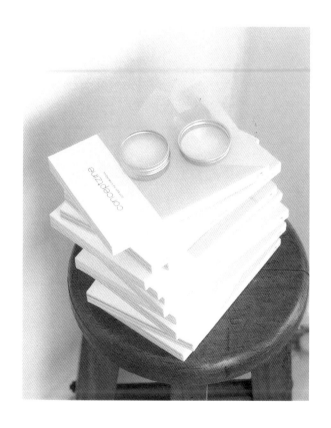

製作步驟

1. 用酒精將容器和製作工具都消毒一遍。

   （Tip）避免酒精殘留在量杯和滾珠瓶中，請確實將工具瀝乾。

2. 利用量杯，量測所需的荷荷巴油以及蜂蠟分量。

3. 將量杯放置電磁爐上，以藥匙不斷攪拌並加熱至蜂蠟熔化。

4. 在熔化的蜂蠟中，加入玫瑰草、玫瑰精油，不斷地以藥匙攪拌至均勻混合。

   （Tip）將玫瑰草以及玫瑰精油兩者混合後，會得出非常豐富的玫瑰香味。若手邊沒有精油，也可使用人工香精替代。

5. 倒入容器中，待冷卻凝固後即可使用。

Making point

· 荷荷巴油也可用玫瑰果油、橄欖油等其他植物性油脂代替。

· 加熱熔化蜂蠟時，記得不要讓溫度升溫過高。不過在低溫的狀態下，蜂蠟很快就會凝固，所以一混合好精油後，就可以立刻倒入容器中。

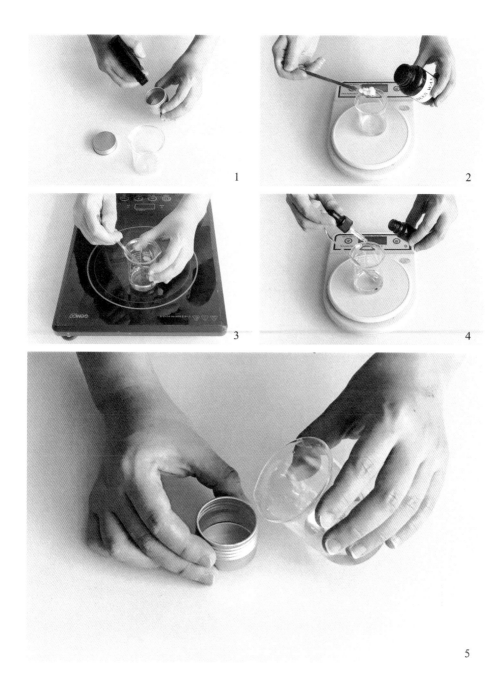

1

2

3

4

5

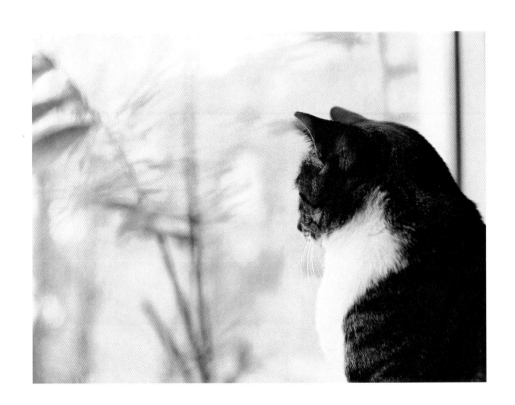

其餘的「小小興趣」香氛小物The other trivial liking

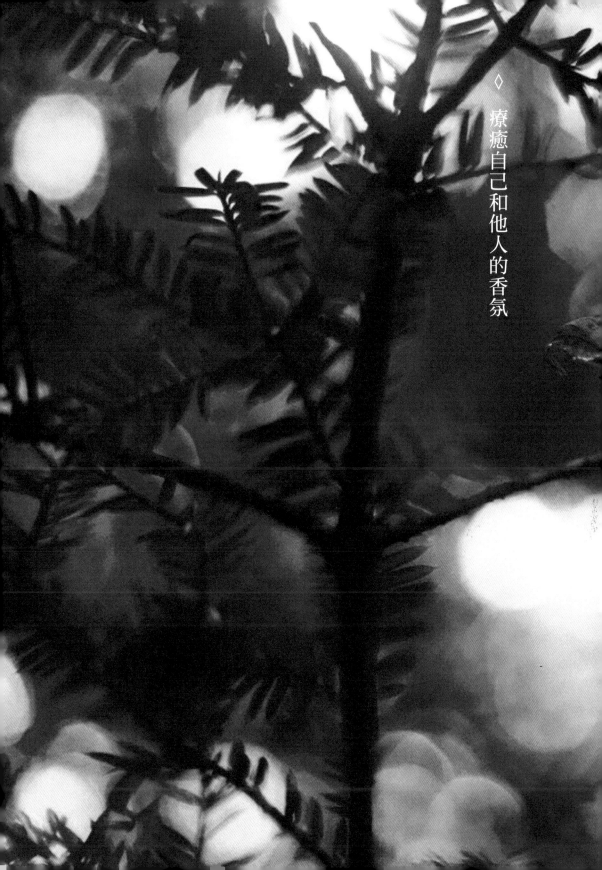

◇

療癒自己和他人的香氛

衣物芳香噴霧

fabric mist

以下介紹的是能夠讓大家在每個空間中，飄散著屬於該處、並且為自己喜好香氣的香氛小物。在這些最常使用的居家空間，例如房間、客廳等處，都放上這樣一瓶芳香噴霧吧。讓布沙發、厚重地毯、棉被等散發的陳年味道，或是那些不好聞的氣味，通通一掃而空！也可以噴在那些不常洗的衣物上，或是燙衣服的時候，代替水噴灑在衣服上以去除靜電。覺得香水味道過於濃郁，或是市售的衣物芳香噴霧味道都不喜歡時，不如就試著自己動手做這款帶著清新香草氣味的噴霧，享受一下清新香氣環繞鼻尖，專屬於自己空間領域的香氛。

工具／　　　　　量杯、電子秤、湯匙

材料／　　　　　噴霧空瓶（150ml）、無水酒精87g、絲柏純露（或是一般蒸餾過濾水）57g、檸檬精油2g、綠薄荷精油4g、酒精（消毒用）

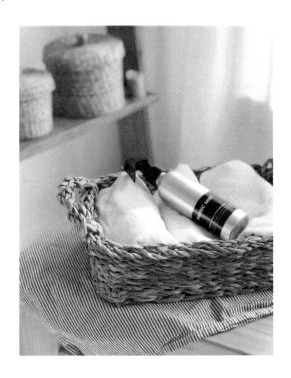

製作步驟

1. 用酒精將容器和製作工具都消毒一遍。

2. 將無水酒精和絲柏純露倒入量杯中,當作噴霧基底。

   (Tip) 絲柏純露是使用低壓蒸氣蒸餾法,萃取絲柏葉子中的精油時所得出的
   副產物。其中含有大量芬多精,因此常用於肌膚保養或是空氣清淨等用途。若
   手邊沒有絲柏純露,也可用一般蒸餾過濾水代替。

3. 接著在基底中,加入檸檬精油和綠薄荷精油,並充分攪拌均勻。

   (Tip) 將能夠提升活力的檸檬和綠薄荷精油兩者搭配,可得到非常清爽的氣
   味。若手邊沒有精油,也可使用人工香精替代。

4. 將混合好的噴霧溶液倒入空瓶中,使用前請先搖晃均勻。

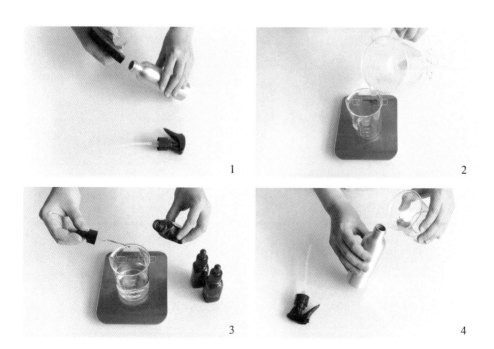

1

2

3

4

寵物除臭劑

——

pet deodorant

寵物總是長著一身讓人看了就覺得可愛，蓬鬆柔軟的毛，但也正因為如此，牠們身上的體味總是如影隨形。而且乾燥的天氣裡，寵物的毛伴隨著靜電現象，讓主人的衣服也時不時地沾染著牠們的味道。偶爾，牠們沒辦法控制自己，會不小心排泄在沙發或是地毯上，處理起來更是一件令人頭痛的麻煩事，還有皮屑、跳蚤等各種問題。為了家中可愛的寵物寶貝，以下要介紹的寵物除臭劑，配方以香茅搭配茶樹精油，不僅可以除臭還能殺菌，還能達到防止跳蚤孳生的效果喔！

工具／　　　　量杯、電子秤、湯匙

材料／　　　　噴霧空瓶（200ml）、無水酒精116g、蒸餾過濾水（或是
　　　　　　　蘆薈萃取液）77g、茶樹精油3g、香茅精油4g、酒精（消
　　　　　　　毒用）

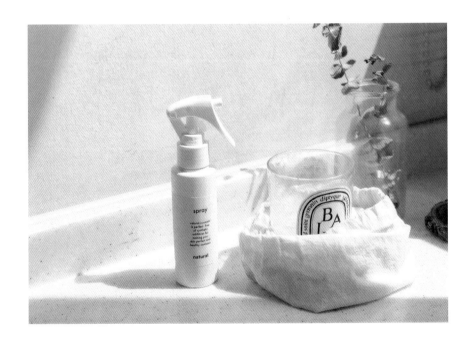

製作步驟

1. 用酒精將容器和製作工具都消毒一遍。

2. 將無水酒精和蒸餾過濾水倒入量杯中,當作噴霧基底。

   Tip 蒸餾過濾水也可用蘆薈萃取液取代。由蘆薈萃取而成,可供給水分,並緩和肌膚的過敏現象,因此若要直接噴在寵物的皮毛上,蘆薈萃取液是個不錯的選擇。

3. 接著在基底中,加入茶樹精油和香茅精油,並充分攪拌均勻。

4. 將混合好的噴霧溶液倒入空瓶中,使用前請先搖晃均勻,並噴灑在寵物的玩具、毯子上,或是牠們常待的沙發等處。

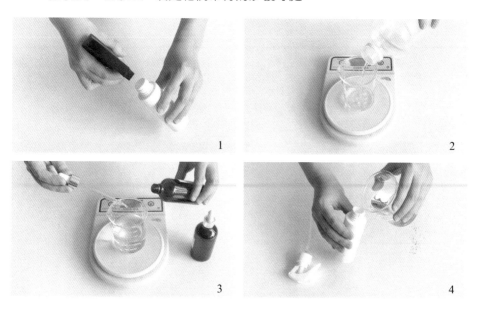

Making point

- 如果想要著重於防治跳蚤而非除臭效果,除了茶樹、香茅之外,也可選擇肉桂、薄荷等精油作為材料。這幾個都是蚊蟲跳蚤討厭的代表性精油,因此帶寵物出門蹓達之前,可以先噴灑在牠們周圍,對於驅除跳蚤非常有效。

- 寵物們的嗅覺非常靈敏,因此使用前,務必先經過測試。如果牠們對於該氣味有強烈的反應,或是希望可以將其直接噴灑在寵物皮毛上使用,可將精油的使用量縮減至整體分量的1%左右。

空氣清新噴霧

---

room air freshener

試著將自己的空間，轉換成充斥著如森林般清新的氣息吧。這次的香氣，代表了心中那種總是被霧霾、灰塵等這類空氣污染問題困擾，想要逃離這充斥著骯髒細菌的欲望，所調製出的「空氣清淨複方」。添加多款對呼吸系統好，又有殺菌效果的精油，快讓清爽而持久的香氣環繞在每個空間中吧。也很適合用在潮濕的浴室裡喔！

工具／　　　　量杯、電子秤、湯匙

材料／　　　　噴霧空瓶（100ml）、無水酒精65g、蒸餾過濾水（或是絲柏純露、薄荷萃取液）30g、尤加利樹精油3g、薄荷精油1g、雪松精油1g

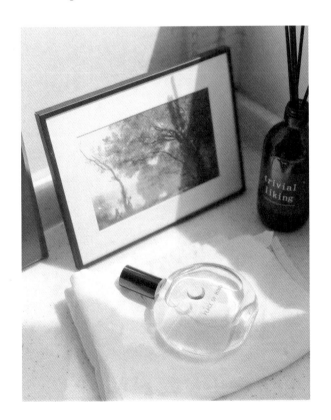

製作步驟

1. 用酒精將容器和製作工具都消毒一遍。

2. 將無水酒精和蒸餾過濾水倒入量杯中，當作噴霧基底。

   Tip　蒸餾過濾水也可用薄荷萃取液取代。萃取薄荷葉中精油時所得出的副產物，帶著清新爽快的氣味，同時有殺菌和抗菌的效果。

3. 接著在基底中，加入尤加利樹精油、薄荷精油以及雪松精油，並充分攪拌均勻。

4. 將混合好的噴霧溶液倒入空瓶中，使用前請先搖晃均勻。

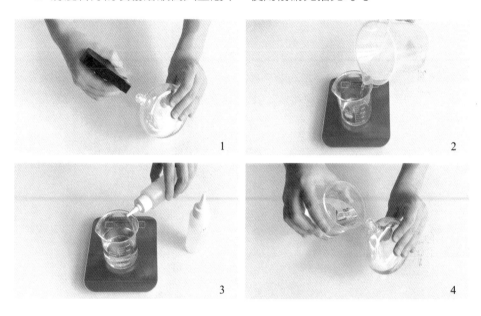

Making point

· 在無水酒精和蒸餾過濾水所製作的基底液中，如果添加過多的添加物，可能會出現明顯的油水分離現象，因此在使用前務必搖晃均勻。

· 若手邊沒有無水酒精、蒸餾過濾水，也可以直接找除臭劑基底液或是空氣清淨噴霧等來製作。

· 可用人工香精取代天然精油。如果希望香味較淡，添加量大約取整體分量的3～5％，若希望散發的香氣較濃烈時，則可取整體分量的7～9％添加。

花香擴香瓶

floral room diffuser

如果說空氣清新噴霧的芳香效果是暫時的，那麼擴香瓶就是能長時間讓空間充斥著淡淡香氣的產品。不需要加熱，只要插上擴香棒，就能讓擴香瓶中的香氣飄散在小空間的四處，使用上非常安全。擺放一瓶在玄關、桌上或是房間中，也能成為非常別緻的家飾品。就一起來製作這款具有優異擴香效果的「居家香水」，讓空間充斥著滿滿的淡雅花香吧！

工具／　　　　　量杯、電子秤、湯匙

材料／　　　　　擴香瓶容器（100ml）、擴香棒、擴香基劑70g、依蘭精油15g、花梨木精油12g、廣藿香精油3g、乾燥花、酒精

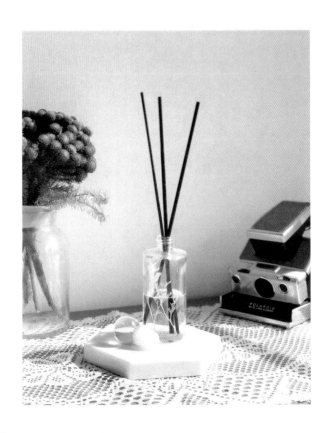

製作步驟

1. 用酒精將容器和製作工具都消毒一遍。

2. 將乾燥花修剪至容器高度後插入。

   (Tip) 如果使用鮮花，鮮花的顏色可能會溶於擴香基劑中，所以建議使用乾燥花。本步驟可依據個人喜好而省略。

3. 利用量杯量測依蘭、花梨木和廣藿香精油的分量後，充分混合均勻。

   (Tip) 配方中的三種精油混合後，可得出柔和而豐富的花香。若手邊沒有精油，也可使用人工香精替代。

4. 接著將混合好的複方精油，加入擴香基劑中攪拌。

5. 將混合好的溶液倒入擴香瓶中，使其熟成1～2週後，插上擴香棒後即可使用。

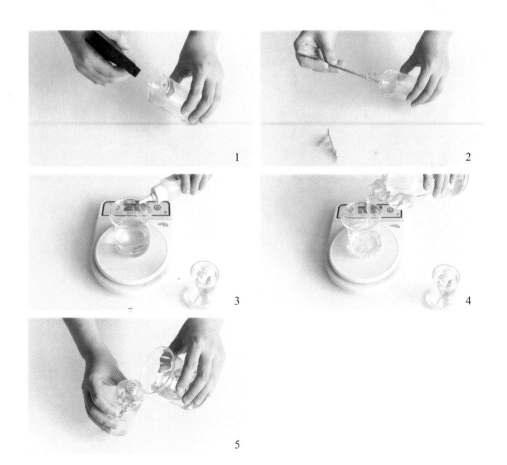

1 2 3 4 5

Making point

- 根據空間大小和環境條件的不同，擴香瓶的擴香力和擴香時間長短也會有所差異。通常在空氣流通的環境下，使用的效果會是最好的。
- 擴香棒的材質選擇，比起木製擴香棒，纖維製材質的擴香力更佳，而擴香棒越多、直徑越大，擴香氣味的強烈、廣度表現也會更好。除此之外，還有綁上繩子的陶製擴香棒、樹皮製作成花朵模樣的擴香棒等，同時帶有裝飾功能的多種選擇。
- 如果擴香瓶的擴香效果變弱了，可以將擴香棒倒過來使用，或是換一批新的擴香棒。

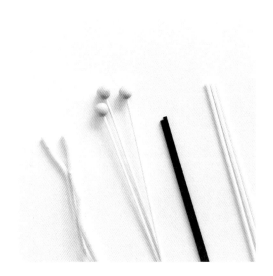

車用芳香劑

---

fresh car diffuser

這款迷你車用芳香劑，能讓你在長途駕駛的時間裡，一掃身體和心靈的疲憊感。市售的車用芳香劑，通常氣味都過於人工，反而讓人容易頭痛，而且香氣總是千篇一律太無聊。不如就親手來輕鬆地完成一款屬於自己獨特氣味的芳香劑吧。只要10分鐘，就能讓狹小的車內空間，變得令人安心又舒適！

工具／　　　　　　量杯、電子秤、湯匙、滴管

材料／　　　　　　迷你擴香瓶（15ml）、擴香基劑11g、薰衣草精油2g、佛手柑精油2g

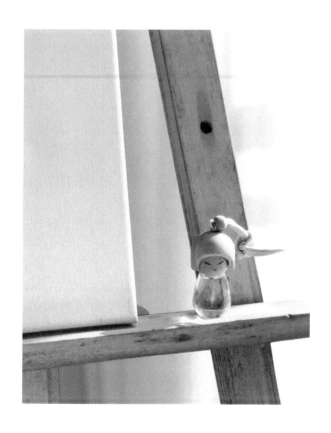

製作步驟

1. 利用量杯量測11g的擴香基劑。
2. 接著在基劑中加入薰衣草和佛手柑精油，並均勻攪拌混合。

   (Tip) 薰衣草搭配佛手柑精油的氣味，帶著如森林氣息的香草香。若手邊沒有精油，也可使用人工香精替代。

3. 用滴管吸取混合好的擴香液，慢慢加到擴香迷你瓶中。
4. 使其熟成1～2週後，即可掛在車子後視鏡上使用。

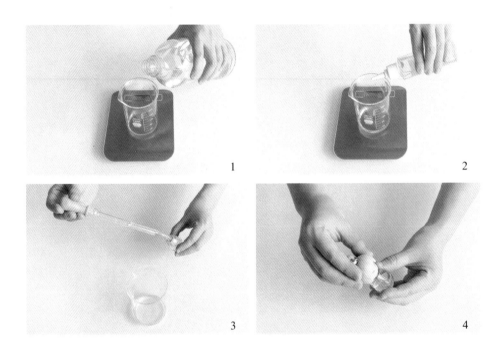

Making point

· 由於車內空間較為狹小，若添加過多的香味，可能會導致頭痛、頭暈噁心的症狀，請務必小心。

· 使用前，記得把擴香瓶蓋子的密封蓋給拆開。此款車用芳香劑是隨著車體的搖晃，進而達到擴香的效果，因此如果覺得味道過於濃厚，可以把懸掛後視鏡的繩子縮短一點，降低擴香瓶的擺盪幅度。

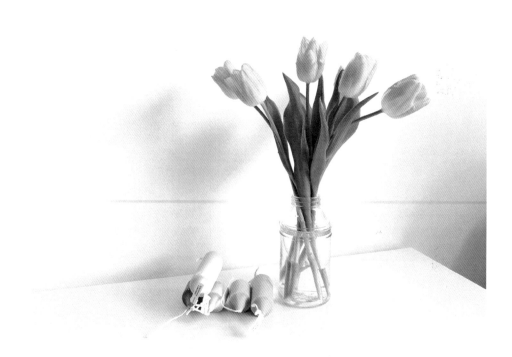

2AF142

天然香氛生活全書

手工皂 × 蠟燭 × 擴香石 × 乾燥花 × 衣物香氛 × 入浴劑，
一次學會 46 款超實用質感好物，享受自己調製的迷人香氣

作　者	李洲淟
譯　者	林雅雯
責任編輯	溫淑閔
主　編	溫淑閔
版面構成	江麗姿
封面設計	走路花工作室

行銷專員	辛政遠、楊惠潔
總編輯	姚蜀芸
副社長	黃錫鉉

總經理	吳濱伶
發行人	何飛鵬
出　版	創意市集

發　行　城邦文化事業股份有限公司
　　　　歡迎光臨城邦讀書花園
　　　　網址：www.cite.com.tw

香港發行所　城邦（香港）出版集團有限公司
　　　　　　香港灣仔駱克道 193 號東超商業中心 1 樓
　　　　　　電話：（852）25086231
　　　　　　傳真：（852）25789337
　　　　　　E-mail：hkcite@biznetvigator.com

馬新發行所　城邦（馬新）出版集團
　　　　　　Cite（M）Sdn Bhd
　　　　　　41, Jalan Radin Anum, Bandar Baru Sri
　　　　　　Petaling,57000 Kuala Lumpur, Malaysia.
　　　　　　電話：（603）90578822
　　　　　　傳真：（603）90576622
　　　　　　E-mail：cite@cite.com.my

印　刷　凱林彩印股份有限公司
　　　　2024 年（民 113）7 月初版 3 刷
　　　　Printed in Taiwan
定　價　420 元

客戶服務中心
地址：115 台北市南港區昆陽街 16 號 5 樓
服務電話：（02）2500-7718、（02）2500-7719
服務時間：周一至周五 9：30 ～ 18：00
24 小時傳真專線：（02）2500-1990 ～ 3
E-mail：service@readingclub.com.tw

사소한 것에 취향을 담아요: 천연비누 , 캔들 , 그 밖
의 향기 나는 소품들
Copyright ©2019 by Lee Juyeong
All rights reserved.
Original Korean edition published by ORANGEPAPER Co.,
Ltd (Bookisbab)
Chinese(complex) Translation rights arranged with
ORANGEPAPER Co., Ltd (Bookisbab)
Chinese(complex) Translation Copyright ©2020 by
INNOFAIR Press, a division of Cite Publishing Ltd.
Through M.J. Agency, in Taipei.

※ 詢問書籍問題前，請註明您所購買的書名及書號，以
及在哪一頁有問題，以便我們能加快處理速度為您服務。

※ 我們的回答範圍，恕僅限書籍本身問題及內容撰寫不
清楚的地方，關於軟體、硬體本身的問題及衍生的操作狀
況，請向原廠商洽詢處理。

※ 若書籍外觀有破損、缺頁、裝訂錯誤等不完整現象，
想要換書、退書，或您有大量購書的需求服務，都請與客
服中心聯繫。

※ 廠商合作、作者投稿、讀者意見回饋，請至：
FB 粉絲團‧http://www.facebook.com/InnoFair
Email 信箱‧ifbook@hmg.com.tw

國家圖書館出版品預行編目（CIP）資料

天然香氛生活全書：手工皂 × 蠟燭 × 擴香石 ×
乾燥花 × 衣物香氛 × 入浴劑，一次學會 46 款超
實用質感好物，享受自己調製的迷人香氣 / 李洲淟
著 . -- 初版 . -- 臺北市 : 創意市集出版 : 城邦文化發
行 , 民 109.11
面；　公分

ISBN 978-986-5534-22-6(平裝)
1. 芳香療法 2. 香精油 3. 手工藝

418.995　　　　　　　　　　　　　　　109016057

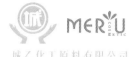

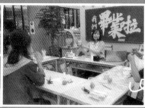

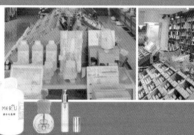
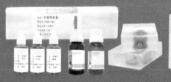
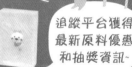

回函填寫位置

香氛精選組合包　超值大方送

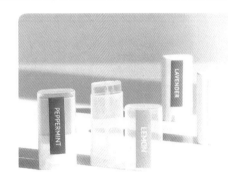

攜帶型手工皂（DIY組合）

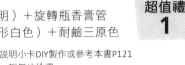
超值禮 1

皂基（透明、不透明）＋旋轉瓶香膏管
（扁形半霧狀、扁形白色）＋耐鹼三原色

※可依照組合包裡的步驟說明小卡DIY製作或參考本書P121
※皂基、旋轉瓶隨機出貨，恕無法挑選

超值禮 2

草本滾珠瓶（DIY組合）

玻璃滾珠瓶（10ml x 3）＋甜杏仁油20ml＋
檸檬精油20ml＋萊姆精油20ml

※可依照組合包裡的步驟說明小卡DIY製作或參考本書P235

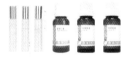
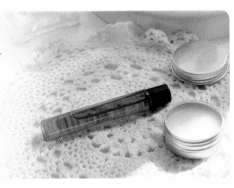

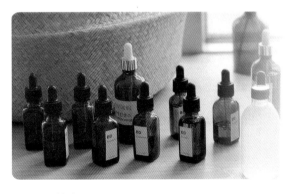

柚香香精

超值禮 3

柚香香精20ml

※可依照想添加的香氛物品使用，
或參考本書P23使用方式

抽獎說明辦法如下：

1. 凡於2020年12月31日前線上填妥資料方可參加抽獎活動，並上傳新書封為抽獎依據（每人限抽乙次）。
2. 將個別以電話通知中獎者，並於2021年1月8日公布中獎名單在「創意市集」粉絲專頁。公告兩週內寄出獎品。
3. 贈品除遇商品嚴重瑕疵，恕不接受退換貨，亦不得更換品項及折現。
4. 主辦單位保留修改、終止、變更活動內容細節之權利。

本產品由 城乙化工 提供